北京中医医院医生说科普

皮肤
那些事儿

刘清泉 / 总主编

周冬梅　蔡一歌 / 主编

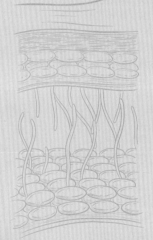

中国人口与健康出版社
China Population and Health Publishing House
全国百佳图书出版单位

图书在版编目（CIP）数据

皮肤那些事儿 / 周冬梅，蔡一歌主编 . -- 北京：
中国人口与健康出版社，2024.9. --（北京中医医院医
生说科普）. -- ISBN 978-7-5238-0050-8

Ⅰ . R751

中国国家版本馆 CIP 数据核字第 2024LH8794 号

北京中医医院医生说科普：
皮肤那些事儿

BEIJING ZHONGYI YIYUAN YISHENG SHUO KEPU:
PIFU NA XIE SHIR

刘清泉　总主编　　周冬梅　蔡一歌　主编

责 任 编 辑	张　瑞
美 术 编 辑	侯　铮
插 画 设 计	张秋霞　薛士麟
责 任 印 制	林　鑫　任伟英
出 版 发 行	中国人口与健康出版社
印　　　刷	北京柏力行彩印有限公司
开　　　本	880 毫米 ×1230 毫米 1/32
印　　　张	9
字　　　数	200 千字
版　　　次	2024 年 9 月第 1 版
印　　　次	2024 年 9 月第 1 次印刷
书　　　号	ISBN 978-7-5238-0050-8
定　　　价	39.80 元

微 信 ID	中国人口与健康出版社		
图 书 订 购	中国人口与健康出版社天猫旗舰店		
新 浪 微 博	@ 中国人口与健康出版社		
电 子 信 箱	rkcbs@126.com		
总编室电话	（010）83519392	**发行部电话**	（010）83557247
办公室电话	（010）83519400	**网销部电话**	（010）83530809
传　　　真	（010）83519400		
地　　　址	北京市海淀区交大东路甲 36 号		
邮　　　编	100044		

·编委会·

目 录

»如何正确保湿皮肤

»如何正确防晒

第三部分 常见皮肤病小常识 53

第一部分

认识我们的皮肤

01 ▶ 人体最大的器官是什么

人体由很多器官组成，如心、肝、脾、肺、肾这些内脏器官，皮肤也是我们的器官，还是我们人体最大的器官。

皮肤由上皮组织、结缔组织、肌肉组织和神经组织构成，这些组织行使着各自的功能，所以皮肤称得上是个名副其实的器官。只不过，从目前的传统分类中这个器官不能归属于八大系统中的某一个系统，因为皮肤中的不同组织归属于不同的人体系统，如皮肤内的神经组织属于神经系统，皮肤内的血管属于循环系统。

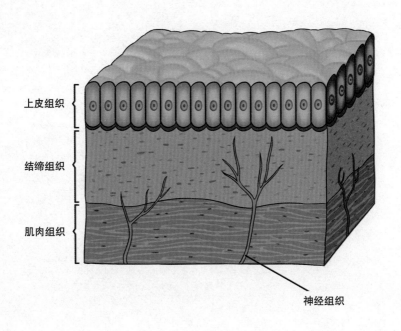

上皮组织

结缔组织

肌肉组织

神经组织

皮肤是个面积大、质量重的器官。成年人的皮肤总面积可达 1.5 ~ 2 平方米，重量可达人体总重量的 16% 左右。以一位体重 65kg 的成年男性举例，他的皮肤重量约 10kg，相当于 20 瓶 500mL 矿泉水的重量。他的体表面积我们用他五指并拢的手掌作为参考，他需要不重叠地按下 100 个手掌印，才能填满他皮肤的总面积。

皮肤，是人体的第一道防线，也是人体内脏功能的一面镜子，它反映着我们身体的健康状况。在本书中，我们将为您更详尽地介绍我们的皮肤，并告诉您如何爱惜我们的皮肤。

02 ▶ 微观世界的皮肤是什么样子

皮肤是人体直观可见的部分，除了五官，都是皮肤的管辖范围。皮肤上不仅密布着几百万根的毳毛，还有短毛、长毛、毛囊、皮脂腺、汗腺、指甲及趾甲，它们一旦发生问题就会立刻表现于外。

通过显微镜观察，我们可以看到皮肤是由表皮、真皮和皮下组织三部分组成。

表皮是皮肤最外面的一层，由外向内，因细胞及功能不同，又分为角质层、透明层、颗粒层、棘细胞层和基底层。

　　表皮再往内，就是真皮，真皮主要由结缔组织组成，包括胶原纤维、弹力纤维及基质。神经、血管、淋巴管、肌肉、毛囊、皮脂腺及外泌汗腺均位于真皮结缔组织中。

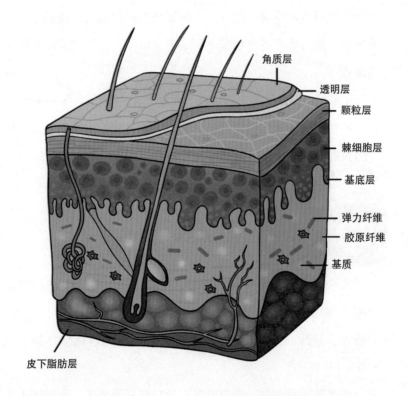

角质层

透明层

颗粒层

棘细胞层

基底层

弹力纤维

胶原纤维

基质

皮下脂肪层

　　真皮再往内是皮下组织，又称为皮下脂肪层，由疏松的结缔组织、大量脂肪组织，以及神经、血管、淋巴管、毛发、皮脂腺和汗腺等组成。

　　它们共同维护人体的各项机能，在人体最外层起到了保护、吸收外界物质、感觉、分泌、排泄、体温调节及维持代谢等作用。

03 皮肤的屏障功能有多重要

　　皮肤是人体应对外界环境的第一道防线，具有重要的屏障功能。过度清洁、滥用化妆品和不正确的护理操作均可损伤皮肤屏障，导致皮肤脆弱、敏感、对化妆品不耐受等问题。

　　皮肤作为人体对外界环境的第一道防线，具有保护我们免受各种物理、化学及微生物等因素侵袭的作用。从广义上讲，皮肤屏障包括物理屏障、微生物屏障、色素屏障、抗氧化屏障、神经屏障和免疫屏障等。从狭义上讲，皮肤屏障通常指表皮的角质层。

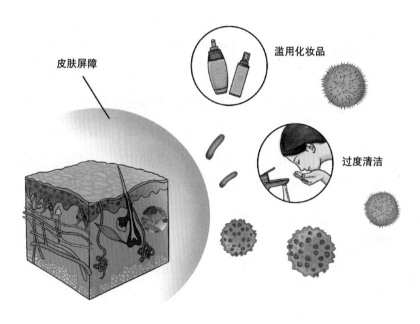

皮肤屏障

滥用化妆品

过度清洁

我们经常用"砖墙样结构"来形象地比喻表皮角质层的皮肤屏障。"砖"指的是角质层的角质细胞，砌砖用的"灰浆"指的是充斥在角质细胞之间的脂质，"外墙涂料层"指的是皮脂腺分泌的皮脂、角质层细胞崩解产生的脂质和汗腺分泌的汗液乳化后形成的水脂膜。角质层这种"砖墙样结构"构成了皮肤非常强劲的物理屏障，这样的屏障既可以有效地防止皮肤内的水分丢失，避免皮肤干裂，又可以阻止外界水分的大量渗入，维持皮肤正常含水量；同时，还可以阻止体外化学物质和微生物的侵入。

这里着重介绍一下有着重要屏障功能的"外墙涂料层"的水脂膜，它是由皮脂、脂质及汗液乳化而成，pH 呈弱酸性，这也是我们在选择清洁用品时要注意关注 pH 的原因，碱性清洁用品会破坏我们的皮肤屏障。皮脂膜的主要成分为神经酰胺、角鲨烯、亚油酸、亚麻酸及脂质成分，其具有重要的生物学作用，如润滑皮肤、减少皮肤表面水分蒸发、抵抗紫外线的过氧化作用、参与皮肤屏障功能及维持皮肤正常 pH 等。各种原因所致的皮脂含量异常、脂质成分或比例发生变化，都会导致皮肤屏障受损，从而引起皮肤类型的改变甚至相关皮肤疾病的发生。

04 ▶ 皮肤表面的微生物都有害吗

皮肤表面有许多微生物种群，正常情况下，许多微生物种群与人类和谐共处，它们发挥着有益的作用。已有研究发现超过19个细菌门类在皮肤上定植，主要包括放线菌（51.8%）、硬壁菌（24.4%）、蛋白菌（16.5%）及类杆菌（6.3%），其中主要属类是棒状杆菌属、丙酸杆菌属及葡萄球菌属，优势种群丙酸杆菌和表皮葡萄球菌是最重要的常驻菌。皮肤表面微生物群落形成的生物屏障是人体极其重要的保护屏障，具有营养、参与皮肤细胞代谢、保持皮肤生理功能和自净作用。皮肤微生态在正常情况下与人体和谐共处，共同维护机体的正常运转。

但是，皮肤微生态系统也会出现失调，从而导致疾病发生。诸如年龄变化、生活方式改变、遗传变化、饮食变化、皮肤过度清洁及药物等作用，都可能导致皮肤微生态系统失调。

05 皮疹有哪些形态

"大夫，我这儿长包了"（丘疹、斑块、结节、肿物、风团）、"我那儿红了"（斑疹、斑片）、"我脸上长痘了"（丘疹、结节）、"我手裂口子了"（皲裂）、"我腿上干得掉皮了"（鳞屑）、"我脚长泡了"（水疱、脓疱）、"我脚缝烂了"（浸渍），这些对于皮疹描述的白话，皮肤科医生都能听得很明白，同时也会迅速地在脑海中将这些白话转化为规范化的医学名词。医学上将描述皮疹的名词称为"皮损"，即皮肤损害的意思。这些名词是对皮肤上不同形态皮疹的医学表述，并非疾病名称。

（1）斑疹、斑片

斑疹、斑片，是皮肤一定范围内的色素改变，既不高于皮肤，也不凹陷于皮肤，一般直径不足 1cm 的称为斑疹，直径大于 2cm 的称为斑片。如病毒疹的红色充血性斑疹（压之褪色）、雀斑的针尖大小褐色斑疹、白癜风的白色色素脱失斑片、老年性紫癜的出血性斑片（压之不褪色）等。

（2）丘疹、斑块

丘疹、斑块，是隆起于皮肤表面的实质性损害，一般直径小于 0.5cm 的称为丘疹，扁平的直径大于 2cm 的称为斑块。如湿疹的丘疹、痤疮的丘疹、扁平疣的丘疹、银屑病的斑块等。

（3）结节

结节，是圆形隆起于皮肤表面的实质性损害，性质接近丘疹，但直径一般在 0.5cm 以上，比丘疹更大。如结节性痒疹的结节、痛风结节、聚合性痤疮的结节等。

（4）风团

风团，是隆起于皮肤表面的暂时性、水肿性皮损，皮损一般呈淡粉红色或皮色，压之局部可呈现苍白色。风团一般出现快，消退也快，仅持续数分钟或数小时，少数情况可持续数日。如荨麻疹的风团、药疹的风团、虫咬皮炎的风团、接触性皮炎的风团等。

（5）肿瘤

肿瘤，是较大范围的增生性团块，比结节大，大者可如鸡蛋或更大，可呈圆球状的、带蒂状的或不规则状的。它是由非炎症性细胞的增生所致，这种增生一般不能自行逆转，所以临床上一般配合外科手术切除或者激光、冷冻、电灼等治疗方式去除。如良性肿瘤的各种痣、瘢痕疙瘩、脂肪瘤、血管瘤等，恶性肿瘤的鳞状细胞癌、基底细胞癌等。

（6）囊肿

囊肿，是四壁衬以上皮组织的、内含液体和 / 或半固体（细胞和细胞产物）的囊性皮肤损害。大多数情况囊肿的壁几乎都要衬以附属器的上皮组织，如毛囊、皮脂腺、小汗腺或大汗腺的上皮组织。如聚合性痤疮、皮脂腺囊肿、多发性脂囊瘤等。

（7）水疱、大疱

水疱、大疱，是内含液体的、高于皮肤表面的皮肤损害，直径小于 0.5cm 的称为水疱，直径大于 0.5cm 的称为大疱。如水痘或带状疱疹的水疱等。

（8）脓疱

脓疱，是内含脓液、高于皮肤表面的皮肤损害。脓疱可以是感染性的，也可以是非感染性的。如感染性的细菌性脓疱，可见于疖、儿童常见的脓疱疮等。无菌性的脓疱，可见于脓疱性银屑病、掌跖脓疱病等。

（9）鳞屑

鳞屑，是由脱落的表皮细胞构成的、灰白色的干燥碎片。很多疾病可能会出现鳞屑，如寻常性银屑病、玫瑰糠疹、寻常性鱼鳞病等。

（10）痂

痂，是创面上渗出的浆液、脓液、血液，与脱落的表皮细胞及皮肤表面的附着物，混合干燥而成。由于渗出物不同，我们常分别称之为浆痂、脓痂或血痂。如急性湿疹可能会看到浆痂、脓痂，搔抓出血后可同时看到血痂，带状疱疹患者的水疱破溃后也可看到痂。

（11）糜烂

糜烂，表皮的部分或全层缺损，显露出浅表的湿润面，称为糜烂。由于糜烂只涉及表皮层，不会累及真皮，若无感染，一般愈后无瘢痕形成。典型的糜烂见于寻常型天疱疮，糜烂还可见于急性湿疹、带状疱疹等。

（12）溃疡

溃疡，表皮全层缺损，并常累及真皮或真皮以下。如果溃疡破坏了真皮内正常胶原的结构，则溃疡愈合之后必将留下瘢痕。如血管炎、臁疮、糖尿病足、恶性皮肤肿瘤（如基底细胞癌）等疾病，也可见于人为的损伤，如自己的指甲抓挠、腐蚀剂、锐器伤等。

（13）皲裂

皲裂，是皮肤上的线状裂隙，深度可局限于表皮，也可深达真皮。皲裂常见于皱褶部位，如手足掌跖部、臀沟等。常见于干性湿疹、劳动者的手足皲裂、银屑病等。

（14）瘢痕

瘢痕，外观表现为高出皮肤表面、质韧的结节状、条索状或片状肿块样组织。皮肤正常排列的胶原被纤维化代替，破坏了真皮正常胶原的结构，从而形成瘢痕。常见于外伤后的瘢痕、瘢痕疙瘩、聚合性痤疮后遗症等。

06 皮肤瘙痒可能提示哪类疾病

瘙痒是一种自觉症状，能引起搔抓或摩擦皮肤欲望的不愉快的感觉，是大多数皮肤病和某些系统性疾病的常见症状。瘙痒可以是局限性的，也可以是全身性的；可以是阵发的，也可以是持续性的。瘙痒的个体差异很大，不同部位瘙痒的敏感性也不同，如肛门和外阴对瘙痒特别敏感。此外，系统性疾病引起的瘙痒也十分严重，使人难以忍受，如尿毒症、糖尿病、肝胆系统疾病、甲亢和某些恶性肿瘤。有些药物也可引起剧烈瘙痒，如低分子右旋糖酐等。

瘙痒分为以下几类。

（1）皮肤源性瘙痒

由于皮肤的炎症或损伤导致的瘙痒，如皮炎、湿疹等。

（2）神经病性瘙痒

由于感觉神经传入通路中发生病理改变而引起的瘙痒，如疱疹后遗神经痛伴随的瘙痒。

（3）神经源性瘙痒

指没有神经损伤而在神经系统中产生的痒感，如胆汁淤积。

（4）心源性瘙痒

由心理异常所引发的瘙痒，如寄生虫恐惧症。

（5）混合性瘙痒

由两种或两种以上的机制引起，如特应性皮炎既有皮肤源性瘙痒又有神经源性瘙痒。

07 ▶ 中医如何认识瘙痒及其病因

瘙痒是皮肤病的主要自觉症状之一。中医认为，痒是风、湿、热、虫等因素客于肌肤所致，也有因血虚所致者。

瘙痒为多种因素引起，但着重在风邪。一般急性皮肤病的瘙痒多由外风所致，其症状有流窜不定、起病迅速、泛发周身的特点，有风寒、风热、风湿热的不同。风寒所致的瘙痒，遇寒加重而皮疹色白，兼畏寒、脉浮紧等；风热所致的瘙痒，皮疹色红，遇热加重，可有恶风、口渴、脉浮数等；风湿热所致的瘙痒，抓破后有渗液或起水疱或起苔藓等。此外，营血有热所致的瘙痒，皮损色红灼热，见丘疹、红斑、风团，瘙痒剧烈，抓破出血，并有心烦不安、舌红绛、脉细数等。

慢性皮肤病的瘙痒原因复杂，寒、湿、痰、瘀、虫淫、血虚风燥等因素均可致瘙痒。寒证瘙痒除因寒邪外袭，尚可由脾肾阳虚生内寒而致瘙痒，兼见形寒肢冷、腹胀、大便溏稀、腰膝酸痛等症状，皮疹色红发热症状不明显，或呈寒性结节、溃疡等；湿热所致瘙痒可表现为慢性湿疮、少量流滋或出现水疱；瘀血所致瘙痒可见紫斑、色素沉着等；瘀血夹湿所致瘙痒剧烈，皮损结节坚硬，顽固难愈；痰邪所致瘙痒则常呈结节；血虚风燥所致瘙痒常有血痂或糠秕状脱屑，皮肤干裂，苔藓样变等；虫淫所致瘙痒，痒如虫行或蚁走，阵阵奇痒难忍，且多具传染性。

08 哪些皮肤病会出现瘙痒症状

常见皮肤病会出现以下瘙痒症状。

（1）病毒性皮肤病

虽没有明确提出哪些疾病会出现瘙痒，但在临床诊治的过程中，我们发现水痘、扁平疣的患者往往会有瘙痒的主诉。

（2）杆菌感染性皮肤病

红癣一般无自觉症状，但在受到摩擦刺激后或发生于特殊部位（如肛门周围）时，也可发生瘙痒。

（3）真菌感染

真菌感染所致的常见皮肤病中，多合并有瘙痒症状，如头癣（其中以黄癣痒感剧烈，而白癣和黑癣常无或仅有轻微痒感）、手足癣（以丘疹鳞屑型、水疱型常有痒感，趾间糜烂型则奇痒难忍）、体癣、股癣、花斑癣（有痒感，出汗后更为明显）、癣菌疹、耳真菌病、念珠菌病。

（4）寄生虫、昆虫及动物性皮肤病

滴虫病（滴虫性阴道炎），蛲虫病，钩虫皮炎，匐行疹，某些昆虫如桑毛虫、松毛虫、刺毛虫所致的皮炎，虱病，臭虫及蚊虫、跳蚤叮咬，疥疮，谷痒症，各种螨引起的皮肤病等均可伴有不同程度的瘙痒。

（5）物理性皮肤病

红色粟粒疹（又称痱子）有刺痒感；冻疮可有痒感，受热后加剧；一些光线引起的皮肤病，如多形性日光疹、日光性皮炎、青少年春季疹可伴瘙痒；摩擦性苔藓样疹可有轻微瘙痒。

（6）变态反应性皮肤病

如接触性皮炎、湿疹、特应性皮炎、颜面再发性皮炎、荨麻

疹、丘疹性荨麻疹、药疹。

（7）神经功能障碍性皮肤病

如神经性皮炎、瘙痒病、痒疹。

（8）红斑和丘疹鳞屑性皮肤病

如猩红热样红斑、多形红斑、远心性环状红斑可有轻度瘙痒；匐行性回状红斑可有不同程度瘙痒；莱姆病可有轻微瘙痒；持久性色素异常性红斑在进行期有轻痒；银屑病、苔藓样型副银屑病、玫瑰糠疹、毛发红糠疹、妊娠性丘疹性皮炎、扁平苔藓、硬化萎缩性苔藓常有剧痒；红皮病恢复期。

（9）大疱和疱疹性皮肤病

如红斑型和落叶型天疱疮；疱疹样天疱疮；妊娠疱疹；疱疹样皮炎；成人线状 IgA 大疱性皮病；儿童良性慢性大疱性皮病；家族性良性慢性天疱疮；疱疹样脓疱病；连续性肢端皮炎；掌跖脓疱病；嗜酸性脓疱性毛囊炎。

（10）皮肤附属器疾病

如皮脂溢出、皮脂缺乏症、石棉状糠疹、脂溢性皮炎、口周皮炎等。

（11）淋巴网状组织肿瘤

如蕈样肉芽肿、塞扎里综合征、霍奇金病、非霍奇金淋巴瘤、肥大细胞增多症。

（12）其他

如嗜酸细胞增多综合征、毛囊角化病、荨麻疹性血管炎、瘙痒性紫癜、恶性黑棘皮病、皮肤淀粉样变性、鱼鳞病、女阴萎缩。

综上所述，瘙痒作为皮肤疾患的主要伴随症状之一，程度轻重不等，严重者可影响患者工作和生活，是皮肤病治疗中需要着重解决但又确实较为棘手的难点问题之一。瘙痒所涉及的范围甚广，从以上归纳显示，可见于各类皮肤病。不同疾病的不同发展阶段，瘙痒的表现各异，急性期多以阳证、实证、热证为主，又有风、湿、热、毒的区别；慢性期则以虚、瘀为主。因此，需要根据病机确立不同的治疗方案，即采取"异病同治"的原则，但又要兼顾不同疾病的特点，做到辨证与辨病相结合。

09 ▶ 中医如何认识疼痛

疼痛是常见的自觉症状之一，系因疾病或创伤所致的感觉苦楚，临床根据患者主诉提供的疼痛部位和性质，可判断出疾病或在脏，在腑，在经，在络，在气，在血；又属风，属寒，属湿，属热，属虚，属实。由于风、寒、暑、湿、燥、火等淫邪外袭，致经络闭塞，营卫凝涩；或因情志所伤，气滞血瘀，脏腑壅滞；或因内脏气血亏乏，络脉空虚，就会出现不同性质的疼痛。一般来说，胀痛多为气滞，刺痛多为血瘀，重着酸痛多为湿，窜痛多为风，冷痛拘急为寒，灼热痛为火盛，疼痛绵绵或空痛喜按多为虚证，疼痛剧烈或胀痛拒按多为实证。疼痛的性质各异，可为灼痛、刺痛、割痛、跳痛、剧痛、钝痛或电击般闪痛。

中医认为"不通则痛"，即疼痛是因气血壅滞、阻塞不通所致，疼有定处多属血瘀，疼无定处多属气滞。热痛多皮色炽红，灼热疼痛；寒痛多皮色不变，不热而酸疼；风湿痛多无定处；虚痛多喜按喜温；实痛多拒按喜凉。

（1）热痛

痛而灼热，喜冷而恶寒，凉药冷敷则痛势和缓，多见于丹毒、疖、痈等。

（2）寒痛

痛而畏寒，遇风或受凉则痛感加重，温热药敷贴则痛势减轻，多见于脱疽初期、冻疮等。

（3）虚痛

痛势缓和，进展亦慢，局部不胀不闷，揉按抚摩则痛轻，皮肤科少见。

（4）实痛

痛势紧张，局部发胀疼痛，不论疼痛轻重均拒按，见于缠腰火丹遗留之神经痛。

（5）气痛

痛而流窜，并随情志变化而增减，皮肤科少见。

（6）血痛

痛点固定不移，痛而拒按，见于血痹（红斑性肢痛症）。

（7）风痛

没有固定痛点，游走迅速，如行痹、历节风（类风湿性关节炎）等。

（8）脓痛

跳痛如鸡啄或胀痛而紧张，压之有波动感，多见于痈酿脓期。

第二部分

正确清洁、保湿和防晒

如何正确清洁皮肤

01 ▶ 皮肤上有哪些污垢

皮肤上一般包括以下几类污垢。

（1）生理性污垢

由人体产生、分泌或排泄的代谢产物。主要包括老化脱落的细胞、皮脂、汗液、黏膜和腔道的排泄物等。过多的皮脂会阻塞毛孔，可能与粉刺有关，但皮脂与汗液一起形成的皮脂膜，也是皮肤屏障的重要组成部分，对皮肤起保护作用。

（2）病理性污垢

皮肤病患者的鳞屑、脓液、痂等；高热增加的汗液；腹泻、呕吐等排泄物。

（3）外源性污垢

①微生物，微生物一方面在维持机体微生态平衡和免疫功能中起重要作用；另一方面也参与皮肤污垢的组成，一些微生物可致病。②环境污物。③各类化妆品和外用药物的残留。

02 清洁产品是如何去掉污垢的

清水是清除皮肤污垢的主要物质，能将以颗粒状沉积在皮肤表面的尘土、金属或非金属的氧化物一洗了之。只有那些成膜状黏贴于皮肤的油脂、脓液，或靠分子静电引力或分子间化学结合力与皮肤紧密结合的污垢，才需要使用清洁产品将其清除。利用清洁剂的润湿、渗透、乳化、分散等多种作用使污垢脱离皮肤，进入水中，经充分乳化增溶后，稳定分散于水中，再经清水反复漂洗而去除。经过一定处理也有一些不需要水冲的免洗产品，如清洁巾等被大众广泛使用。

03 什么是合成型清洁剂和皂类清洁剂

清洁剂按化学性质分，主要包括合成型清洁剂和皂类清洁剂。

合成型清洁剂以表面活性剂为主，加上保湿剂、黏合剂、防腐剂等人工合成的清洁剂。表面活性剂一般含有亲水基团和亲油基团，在水中能定向排列，亲油基团拉住油性污垢，亲水基团拉住非油性物质，将污垢润湿、渗透、乳化并脱离皮肤分散于水中，再经清水反复漂洗而去除。通俗来说，亲油亲水的表面活性剂分子能利用自己的结构优势把皮肤污垢连根拔起，然后被水流带走。表面活性剂根据其溶于水后亲水端所带电荷不同分为 5 类：

阴离子表面活性剂、阳离子表面活性剂、两性表面活性剂、非离子表面活性剂和皂类清洁剂。

阴离子表面活性剂：不仅是清洁类化妆品中最常用的活性成分，清洁能力强、泡沫丰富且价格低廉，也是洗涤剂工业应用（如肥皂）最早和最广泛的清洁原料。在中性或偏碱性的水溶液中，阴离子表面活性剂形成带负电荷的离子基团，降低皮肤表面脂质的界面张力使其分散、溶解于水中，从而起到清洁作用。阴离子表面活性剂能破坏皮肤的脂化膜，有一定刺激性，常和其他类型的表面活性剂复配使用，以降低其刺激性和发泡能力，使产品更为温和。

阳离子表面活性剂：能在水中离解出具有表面活性的阳离子，与其他表面活性剂一样吸附于界面，达到一定临界胶团浓度时形成胶团，从而降低溶剂的表面张力，产生洗涤、分散、乳化、加溶、湿润及增稠等作用。阳离子表面活性剂的洗涤作用有限，清洁能力弱，但抑菌能力强，对硬表面亲和力强，易于吸附在皮肤、头发及牙齿上，常用于头发调理剂、皮肤柔顺剂及口腔用品；对皮肤刺激性较强，有一定细胞毒性作用。

两性表面活性剂：其分子结构中既有阳离子亲水基团，又有阴离子亲水基团，在溶液中显示等电点的一类表面活性剂。两性表面活性剂单独使用时清洁能力不足，发泡、乳化及湿润等效果均较弱，但与阴离子表面活性剂复配使用时，表现出较强的去污和发泡效果。两性表面活性剂具有优良的流变特性，如水溶助长性、钙皂分散性以及良好的生物降解性，对皮肤黏膜刺激性弱，耐硬水和浓度较高的电解质，有一定的抑菌作用。这些特点使两性表面活性剂在化妆品配方中被广泛应用。

非离子表面活性剂：溶于或悬浮于水溶液中，不形成带电离子，依靠其完整的中性分子，体现表面活性的一类物质。非离子表面活性剂具有较高的表面活性，其水溶液的表面张力低，加溶作用强，具有良好的乳化能力和清洁去污效果。此外，非离子表面活性剂对电解质的容忍度高，在较宽泛的 pH 范围内使用可与多种类型的表面活性剂配伍；对皮肤刺激最小，是公认的最温和的表面活性剂。

皂类清洁剂：通过形成皂盐乳化皮肤表面污物而发挥清洁作用。由于皂盐成分为碱性，去污力强，但皮脂膜容易被清除，增加皮肤 pH，使皮肤的耐受性降低，对皮肤有一定的刺激。添加了保湿成分的改良皂类或含甘油的手工皂性质相对温和，对皮肤的刺激较低。

总之，我们常用的清洁产品，常常以表面活性剂为清洁主力，通过表面活性剂的乳化和包裹等作用清洁皮肤。为了减轻由表面活性剂过度去除皮肤油脂而导致的皮肤屏障破坏，加工时还会加上一点保湿剂、润肤剂，起到保湿、润肤、降低皮肤敏感等作用。

04 ▶ 如何选择优质清洁产品

洗脸有洁面乳、洁面霜、洁面皂、洁面凝胶、洁面泡沫、洁颜粉、卸妆水等，洗澡有香皂、沐浴露、浴盐等，这么多的产品摆在面前，我们应该如何选择呢？优质清洁产品应该有以下特点：外观悦目，无不良气味，结构细致，稳定性好，使用方便；使用时能软化皮肤、涂抹均匀，无拖滞感；能迅速除去皮肤表面的各种污垢；洗浴后能保持或接近正常皮肤 pH，对皮肤屏障损伤少，对局部菌群影响小；用后皮肤不干燥，能够保持皮肤光泽润滑。

05 ▶ 如何正确洗头

洗头的频率因人而异，每天、隔日或间隔 3～5 天均可，以头发不油腻、不干燥为度。洗发的水温略高于体温，水温最好不要超过 40℃，以免损伤头皮。不宜过度搔抓头皮，也不宜直接将洗发产品涂在干的头发上按摩头皮，这样会使产品中的各种原料渗入皮肤对头皮造成损害。根据毛发情况和个人喜好，可以不定期地使用护发乳等其他护发产品。

头发、头皮清洁的推荐程序：头发用水浸湿后，先把洗发水涂抹在头发上，搓揉 1 分钟，再用清水冲洗干净。为了中和洗发水过高的 pH，减少毛发间的静电引力导致的打结，使头发更加顺滑，可以用护发素将头发再洗一遍，清水冲洗干净头皮和头发后，可配合指肚按摩、按压头皮 1 ~ 2 分钟，以头皮微微发热为宜。

06 ▶ 如何正确洗脸

　　面部清洁，每天早晚各洗一次。干性或中性皮肤尽量用清水洁面，当处在气温炎热、工作和生活环境较差、使用防晒剂或粉质、油脂类化妆品或有其他特殊情况时，才需要使用洁面产品。油性皮肤视皮肤状况每天或隔天使用洁面产品。水温随季节而变化，注意过冷的水会使毛孔收缩，不利于彻底去掉污垢；过热的水会过度去除油脂，破坏皮脂膜。油性皮肤可交替使用冷热水，热水有助于溶解皮脂，冷水避免毛孔扩张。

　　尽管面部清洁产品种类繁多，视具体情况、皮肤特点和爱好取舍，还是应该以洁面后皮肤不干燥为宜。只有使用油彩浓妆或防水的化妆品才需要使用卸妆油。洗面奶是最常用的类别，每次用量 1 ~ 2 克（黄豆或蚕豆大小），以面部 T 区为重点，用手指轻轻画圈涂抹后，用吸有清水的柔软毛巾擦洗。清洁面部后建议在面部滋润潮湿的时候先涂擦润肤水或爽肤水，再涂擦保湿乳、保湿霜等，以恢复皮脂膜，维护正常的 pH。

07 ▶ 如何正确沐浴

　　沐浴的频率应根据体力活动的强度、是否出汗和个人习惯进行适当调整。一般情况下每隔 2 ～ 3 天沐浴 1 次，炎热的夏季或运动爱好者可以每天沐浴 1 次，干燥的地区、寒冷的冬天以及皮肤很干燥的老年人可以 5 ～ 7 天沐浴 1 次。水温以个人正常体温为准，夏季可低于体温，冬天可稍高于体温。沐浴时间一般控制在 10 分钟左右。如每天沐浴，每次 5 ～ 10 分钟即可完成。沐浴间隔时间较长者，可适当放宽沐浴时间，但一般不宜超过20 分钟。

　　沐浴以清洁皮肤为目的，采用流动的水淋浴为佳；以放松或治疗为目的则推荐盆浴。一般先行淋浴，去掉污垢后再进行盆浴。沐浴时用手或柔软的棉质毛巾轻轻擦洗皮肤，避免用力揉搓和用粗糙的毛巾、尼龙球过度揉搓皮肤。

　　沐浴禁忌：忌空腹、饱食、饮酒后洗澡，忌较长时间体力或脑力劳动后立即洗澡。因为上述情况可能会造成大脑供血不足，严重时还可引发低血糖，导致晕倒等意外发生。

08 ▶ 如何正确洗手

　　一般情况下，如果沾染在双手的物质为无机物，如尘土，用清水冲洗即可。如果接触到有机物或油腻的污垢，需使用洗手液、香皂等清洁产品，不建议使用含抗生素、杀菌剂的产品。仅在可能接触到病原微生物或在医院进行无菌操作时才需使用含有消毒杀菌功效的洗手液。洗手以流动的水为宜，手心、手背、指缝、指尖和手腕都需要清洁到位。洗手后可适当使用润手霜。

如果手部皮肤出现了瘙痒、脱屑等症状，说明已经受到了刺激，建议立即减少洗手频率，更换较为温和的洗手液，同时涂抹保湿效果较强的护手霜。

09 ▶ 如何正确洗脚

双脚的汗腺非常丰富，且多数情况下双脚处于封闭状态，利于微生物滋生。从清洁和保健的角度来说，每晚睡前都应该清洁双脚。水温以皮肤舒适为度，时间为 3 ~ 5 分钟。如以保健或解乏为目的，水温可达 40 ~ 41℃，时间为 15 ~ 20 分钟。需注意：如果水温过高或浸泡时间过长均会破坏皮肤屏障，扩张足部血管，长期还可能导致静脉曲张，甚至出现皮炎、湿疹等疾病。足跖皮肤无皮脂腺，汗液分泌旺盛，通常清水清洁即可。

在干燥寒冷的季节或皮肤干燥的老年人，洗脚后需涂搽含油脂丰富的保湿霜。如有脚臭可用有抑菌作用的香皂。如有角化过度，可用含水杨酸、尿素等促进角质软化或剥脱的产品。作为解乏保健的足浴，可用相应的中草药煎剂、粉剂或泡腾剂，但需注意自身皮肤是否会对一些中药或外用制剂过敏，建议足浴前先在手腕处测试，确保无瘙痒、疼痛、灼热等不良刺激反应后再行使用。

10 ▶ 如何正确清洁私密部位

会阴部皮肤透气度差，是人体排泄和生殖道的开口处，需每天常规清洁。此处皮肤薄嫩，又较少沾染油性污垢，一般情况下用水清洗即可。如有特殊污染，选用温和无刺激的清洁产品清洗。

11 ▶ 婴幼儿皮肤应该如何清洁护理

1 岁以内的婴儿更适合盆浴，用手直接清洗比用海绵或毛巾擦洗更好，注意清洁面颈部、皱褶部和尿布区，洗浴时动作要轻柔，注意保护脐部和囟门，清洗时不应强力按压或搔抓。当婴幼儿可以独自站立行走后，可以开始淋浴。

洗澡频率：1 岁以内的婴儿不必每日洗澡，在会爬之前，以每周 2 次为宜，最多隔日一次；当婴幼儿活动量增加、季节和环境变化时，可适当增加洗澡频率。

洗澡水温和时间：洗澡水温不应高于 37℃，在 34 ~ 36℃

更为理想；沐浴时应关闭门窗，减少空气对流，盆浴时间在5 ~ 10分钟，淋浴不超过5分钟。

清洁用品：一般情况下清水冲洗即可。如出汗或皮肤污垢较多，可使用添加了保湿成分的弱酸性或中性沐浴液，先在皮肤上涂抹适量的沐浴液，再用清水彻底冲洗干净，避免用力摩擦；也可以用沐浴液洗头发。浴后5分钟内及时涂搽润肤剂，以维持角质层完整性并加强皮肤屏障功能。

> **注意事项**：婴幼儿洗完澡后首先用毛巾为其擦干全身，尤其是脖子、腋窝、腹股沟、屁股褶皱部位，避免诱发湿疹；然后全身外涂身体乳，帮助保湿，修复屏障，减少皮肤瘙痒甚至皮炎湿疹等疾病的发生。还在使用尿布的婴幼儿，在排泄后或出汗后应及时更换尿布，清洁外阴，擦洗干净后外涂保湿乳，避免出现尿布皮炎等情况。

12 青少年皮肤应该如何清洁护理

青少年体力活动强度大，皮脂分泌旺盛，可适当增加皮肤清洁的频率。根据个人皮肤耐受情况选用清洁产品。皮脂分泌更旺盛的男性可选择清洁能力较强的清洁产品。

13 老年人皮肤应该如何清洁护理

老年人由于代谢活动低下，皮肤多干燥，洗澡不宜过频，应根据气候环境做适当调整。在炎热的夏季或气候偏热的地区，可以每日或间隔一日洗一次澡。在一些寒冷又干燥的地区，活动少的老年体弱者，洗澡频率可适当延长到 1 ～ 2 周洗一次澡。水温建议在 37 ～ 39℃，否则容易将皮肤上的天然油脂过度洗脱，破坏皮肤屏障。为缓解老年人皮肤干燥，不管当日是否计划洗浴，每天都可涂搽 1 次或多次保湿产品。

14 ▶ 孕、产妇皮肤应该如何清洁护理

孕、产妇的皮肤代谢较为旺盛，应该照常洗头、洗澡，避免相关疾病的发生。临近分娩的孕妇，注意用毛巾轻柔地擦洗乳头，增强乳头皮肤的韧性以做好哺乳准备，但要避免过度摩擦刺激诱发宫缩。孕、产妇建议采用淋浴方式，避免盆浴时污水倒流阴道发生感染。产妇会阴部，应视恶露的多少用流动温水冲洗，如有特殊情况再使用温和的清洁产品。

15 ▶ 皮肤亚健康者或皮肤病患者如何清洁皮肤

皮肤亚健康者或皮肤病患者需要针对不同的疾病和所处的状态区别对待，一般情况下推荐使用性质温和的清洁产品。

皮肤易干燥的人：包括干性皮肤、皮肤瘙痒症患者、乏脂性皮肤病如鱼鳞病、干性湿疹的患者，皮肤清洁产品应尽量少用，仅以清水清洁皮肤，或根据皮肤情况、季节和地域不同，选择使用性质温和的医用护肤品，包括洁面乳、沐浴液，清洁后注意使用保湿剂改善皮肤干燥情况。

皮肤不耐受或皮肤敏感的人：此类皮肤对外环境的耐受性降低，除敏感性皮肤外，还包括常见的日光性皮炎、接触性皮炎、特应性皮炎、玫瑰痤疮等。建议仅用清水洗浴，或使用专门针对此类皮肤的医用舒缓类清洁产品，以免影响皮肤屏障。对特应性皮炎患儿，使用经过处理的软水更佳。水温以室温为宜，秋冬寒冷季节可略高于室温。水温过高过低都可能会刺激皮肤出现不适症状。洗澡时间应缩短，动作要轻柔。洗澡次数不宜过于频繁，以个人舒适为度，但浴后需及时涂擦具有修复皮肤屏障作用的保湿剂。

脂溢性皮肤：除油性皮肤外，还包括痤疮、脂溢性皮炎、少数玫瑰痤疮患者等。根据皮脂量的多少，调节清洁剂使用量和清洁频率，以皮肤不油腻、不干燥为度。选用针对油性皮肤的清洁产品，如香皂、浴盐、富含泡沫的洗面奶等。有明显丘疹、脓疱的情况，可使用含二硫化硒或硫黄的产品达到控油、抑菌的作用。避免过度清洁破坏皮脂膜，经皮失水率增加，反馈性地刺激皮脂腺分泌皮脂而出现所谓的"外油内干"现象，可选用温和的控油洁面乳以避免此种情况的发生。

其他皮肤疾病：根据病因、发病机制以及临床表现制定皮肤清洁计划，必要时采用药浴。如银屑病，每日均有大量鳞屑脱落，皮损充血潮红。洗浴能软化和清除鳞屑，促进外用药物的吸收，采用药浴还有一定的治疗作用。但水温不宜过高，不能用力搓揉鳞屑，以免加重皮损。原发性感染：如头癣、毛囊炎；继发性感染：如湿疹等，应视感染的范围酌情选择局部或全身清洁。清洁产品应含有抑菌或杀菌的成分，如用含二硫化硒的产品洗头、含聚维酮碘的药水清洁患处、含清热解毒的中药局部或全身药浴。

16 ▶ "外油内干"的皮肤应该怎么办

实际上没有"外油内干"的皮肤，本质上是自己护肤不当造成的。很多人一味追求面部毫无油脂的感觉，进行过度清洁，反而刺激了皮肤出油。每次过度清洁都是对皮肤屏障的破坏，清洁后不及时予以乳液或霜剂修复皮肤屏障，长此以往形成炎症，皮肤出现敏感、鳞屑等表现。二者同时出现，即"外油内干"。解决的办法就是纠正错误观念，适度清洁，及时保湿，修复皮肤屏障。

如何正确保湿皮肤

 皮肤是如何保湿的

皮肤从外到内由表皮、真皮和皮下组织构成。表皮中最外层称为角质层，过去认为角质层的细胞是衰老死亡的、逐渐脱落的细胞，没有价值。后来才发现，角质层对皮肤非常重要，是人体的第一道防线，科学家形象地称其为"砖墙样结构"。死亡的、没有生命的角质细胞是坚硬的"砖"，充填于砖之间的"灰浆"由神经酰胺、脂肪酸和胆固醇等脂质组成。它们像万里长城一样，对人体皮肤起着非常重要的保护作用，称为"皮肤屏障"，具有锁住皮肤水分和抵抗各种皮肤表面病菌入侵人体的作用。皮肤屏障破坏轻则导致皮肤敏感，重则导致不同程度的皮肤病。

虽然表皮是皮肤保湿的重要结构，但储水量最多的是真皮，皮肤内 75% 的水储存于真皮基质中，真皮基质的氨基聚糖和蛋白质复合体结合了大量水分。如真皮中的透明质酸分子中的空间螺旋柱构型与水形成氢键，可结合自身重量 1000 倍的水。胶原蛋白水解物多肽链中含有氨基、羧基和羟基等亲水基团，对皮肤有很好的保湿作用。这类生物大分子，将自由水结合在自身形成的三维网状结构中，使自由水变成结合水而不易蒸发散失。

此外，我们的小汗腺可吸收水溶性的物质，小汗腺不断分泌的汗液对皮肤保湿、防止干燥有重要作用。

总之，通过以上角质层屏障的封闭作用，以及真皮透明质酸等储存、结合水等功能，维持了皮肤水分的动态平衡，起到了皮肤保湿的作用。

02 ▶ 皮肤为什么会干燥

由于各种内外因素的破坏，从而使皮肤水分失去动态平衡，导致皮肤干燥。一般这些内外因素包含以下几个方面。

* 内因：

生理性：干性皮肤。

绝经期：性激素骤减，皮肤老化。

老年期：保湿因子减少，角质层中水分储留不足。

生活习惯：压力、疲劳、失眠、加班、熬夜、摄入水分少等。

疾病：皮肤病（鱼鳞病、特应性皮炎、银屑病、光线性疾病），维生素 A 和 B 族维生素缺乏，糖尿病，尿毒症。

* 外因：

环境气候：寒冷、风吹、日晒、干热、干燥环境、空调房。

化学性：洗涤剂，频繁洗脸，过度清洁。

物理性：脱毛、剃须等。

药物：使用含硫的外用药，如维甲酸、过氧化苯甲酰、水杨酸等控油的产品。

03 保湿类护肤品的成分有哪些

保湿类护肤品常通过添加以下多种物质对皮肤发挥保湿和滋润作用。

（1）吸湿剂

吸湿剂原料，包括甘油、丁二醇、乳酸钠、尿素等一些小分子物质，它们能够从环境中吸收水分，使皮肤角质层由内而外形成水浓度梯度，以补充从角质层散发丢失的水分。我们可以把吸湿剂原料的作用理解为"开源"。这些物质从环境中吸收水的前提条件是，周围环境相对湿度大于皮肤表面的湿度。这样吸湿剂才容易从外界环境中吸收水分。但在环境相对湿度很低，寒冷干燥、多风的秋、冬季节，从皮肤深层吸取来的水分还会通过表皮蒸发散失，使皮肤更加干燥。

（2）封闭剂

封闭剂原料，是一些油脂性物质，如矿物油、凡士林、羊毛脂、芦荟、牛油果油、可可脂、脂肪酸、胆固醇、卵磷脂等，能在皮肤表面形成疏水性的薄层油膜，加固皮肤屏障的作用，阻止或延迟水分的蒸发和流失，我们将这种封闭作用理解为

"节流"。

由于矿物油、凡士林都是从石油中提炼出来的，不透气且易堵塞毛孔，使用后容易诱发粉刺。正是由于它们不被皮肤吸收，能在肌肤表面形成一道保护膜，使皮肤的水分不易蒸发散失。而且它们极不溶于水，可长久附着在皮肤上，具有很好的保湿效果，十分适合干燥皮肤。

（3）润肤剂

润肤剂原料，通常是油性物质，是从酯到长链醇的一大类化合物，主要起"滋润"皮肤的作用，如保护性润肤剂（如二异丙基二油酸）、去脂性润肤剂（如蓖麻油、荷荷巴油）、收敛性润肤剂（如聚二甲基硅氧烷）和干性润肤剂（如异丙基棕榈酸盐）。这些原料涂抹后能填充在干燥皮肤角质细胞间的裂隙中，使皮肤表面更光滑，涂抹性好，产品的感官性状更完美。它们还能提高乳剂、霜剂的洁白剂、光亮度和细腻度，提高产品质量。

（4）"仿生"保湿原料

"仿生"保湿原料是一类与皮肤表皮、真皮成分相同或相似的物质，护肤品中添加这类物质，做出的成品与皮肤的相容性较好，可以补充皮肤天然成分的不足，修复皮肤屏障，增强自身的保湿作用。如天然保湿因子（吡咯烷酮羧酸、乳酸盐、尿素、氨基酸）、脂质屏障剂（神经酰胺、角鲨烯、游离脂肪酸）、生物大分子（透明质酸、硫酸软骨素）。

04 护肤品是如何保湿的

保湿类护肤品是通过"补水—锁水"达到保湿功效的。

补水：既可以使用水剂（活泉水或保湿精华液）直接给皮肤补水，也可以通过吸湿剂、与水结合的生物大分子帮助皮肤吸收并储存水分。补充细胞组织所需的水分，不仅可以滋润皮肤表层，更可以深入真皮和细胞紧密结合，改善微循环，增强皮肤的湿润度。

锁水：通过保湿乳液、保湿霜，在皮肤表面形成疏水性的薄层油膜，阻止或延迟水分的蒸发和流失，锁住皮肤水分，以增加皮肤的水合度。

05 不同剂型护肤品的保湿时间是多长

不同的产品形式与保湿作用维持的时间有明显的相关性。各种保湿润肤水、含水面膜直接补充角质层的水分，虽然能够很快增加皮肤水合度，但水分容易蒸发、流失，保湿时间短，仅仅维持 1～2 小时。凝胶剂为 2～4 小时；霜剂尤其是含油脂成分高的产品，由于形成了阻挡水分丢失的"油膜"，保湿的效果维持时间更长，为 4～6 小时。因此，可以根据不同剂型护肤品保湿作用维持的时间，及时补充涂抹保湿产品。

06 大众如何正确选用保湿产品

保湿是护肤品和化妆品最基本的也是最重要的功能。一般人群进行皮肤护理，每天都可以用；抵御秋冬季节寒冷、干燥环境，必须使用；在涂抹防晒产品前、化彩妆前，用保湿霜打底，可以减少防晒剂、粉剂和颜料对皮肤的刺激；男性在剃须之后用保湿产品可以恢复皮肤屏障。

（1）根据季节气候和皮肤类型选择保湿产品

秋、冬季节，或以中性偏干皮肤、干性皮肤为主的人群应选择含油脂较高的膏剂、霜剂产品护肤。春末、夏季，或以中性偏油性/油性皮肤为主的人群要避免使用有封闭作用的油性原料，如凡士林、矿物油，最好使用植物油等保湿产品；还要多使用水、凝露等含油脂少、较为清爽的产品，由于这些产品保湿作用时间短，可以多搽 1 ~ 2 次，以弥补保湿时间短的不足。

（2）特殊人群选择保湿产品的注意事项

新生儿：健康新生儿出生时带有丰富的胎脂，具有很好的保湿作用，且生活环境较为稳定，一般不需要特别使用保湿护肤品。需要注意，不可过度清洁新生儿的皮肤，以避免天然脂类的丢失。如果皮肤十分干燥，可以使用含脂量高的乳剂、霜剂。

婴幼儿、儿童：婴幼儿和儿童的皮肤非常薄、嫩，由于皮脂腺还不成熟，出油较少，皮肤以中性或偏干性为主，所以要以保护皮肤屏障、保湿润肤为主，特别要避免过度清洁和使用皂类的清洁产品。使用专为儿童皮肤设计的护肤品，产品成分应该简单，刺激性低。

孕妇：孕妇可以使用绝大部分护肤产品。保湿护肤品可以滋润皮肤，增强抗牵拉力，有一定的减轻妊娠纹的作用。但要选择成分简单、安全性高的产品，市面上有专供孕妇使用的保湿霜。此外，建议孕妇不要频繁地更换护肤品，这是因为孕妇处于特殊的生理时期，一旦发生化妆品不良反应，用药、治疗等都受到限制，难以处理。

老年人：老年人角质层较厚，皮脂分泌量低，皮肤较为干燥，适合使用油脂含量较高的保湿护肤品。膝关节、足跟、肘尖等特别干燥的部位，可以使用含有尿素的保湿护肤品。

07 皮肤病患者使用保湿剂的意义是什么

皮肤病患者应用保湿剂可以缓解药物（如维甲酸、过氧化苯甲酰）、放射线治疗后的皮肤干燥。减轻激光术后、化学换肤术后皮肤的损伤，湿润环境有利于早日脱痂，创面修复。作为干燥性皮肤病，如特应性皮炎、慢性湿疹、银屑病、红皮病、光线性疾病、鱼鳞病、毛周角化、白色糠疹、皮肤瘙痒等疾病的辅助治疗手段，保湿霜能够缓解由皮肤干燥引起的瘙痒不适，减少药物使用的时间和频率。作为面部脂溢性皮炎、玫瑰痤疮、激素依赖性皮炎、敏感性皮肤等皮肤屏障损伤的修复剂，提高皮肤对环境的耐受性。糖尿病患者、肾功能衰竭透析的患者皮肤干燥，外擦保湿剂可以减轻皮肤干燥、瘙痒等不适症状，提高生活质量。

08 ▶ 辅助治疗皮肤病的护肤品有哪些特点

具有下列 3 个特点。

更高的安全性：比普通护肤品更强调配方精简，所选原料经过临床安全性评估，不含或尽量少含易损伤皮肤或引起皮肤过敏的物质，如色素、香料、防腐剂、刺激性大的表面活性剂等。

确切的功效性：其辅助治疗作用机制明确，并经过科学的试验研究证实。

经过临床验证：上市前通过人体试验，具有辅助治疗功效和安全性。

09 ▶ 如何正确使用保湿喷雾

保湿喷雾，按剂型归类属于保湿剂中的水剂。使用的时候应该注意：不要固定地正对着面部喷水，这样水雾会汇聚成水滴，在面部流淌，弄花妆容。应离面部约 30cm，对着面部画圈移动喷雾。可以随身携带水剂,在不同的场合都可以及时地使用,如日晒时、在空调房间、在飞机上,甚至可以用于干燥的头发等。使用水剂喷雾后,不能让水在面部自然干燥,在水雾停留大约20秒后,将多余的水用纸巾吸掉。水剂要配合膏、霜、乳剂使用,单用很难锁住水分,过度使用水剂还会使皮肤变得干燥。因为皮肤表面过多水分,不仅会冲刷掉天然的皮脂膜,还会使水分从高湿度的皮肤表面向空气中扩散。

10 ▶ 如何正确使用保湿霜剂

面部:首先点涂于额、两颊、鼻背和下颌,然后用手均匀涂抹开;也可以先涂抹在手心上,双手相对按压均匀后,再涂抹到面部。

全身:洗澡后快速用毛巾擦干身体,趁着毛孔张开,在皮肤还比较湿润时立即搽保湿霜,不仅有利于霜剂的渗透,还起到保湿的作用。可以先涂抹在手心,再由肢端向近心端涂抹,边涂抹边轻柔按摩。

11 ▶ 如何快速辨别面霜是否含有激素

市场上,即便产品名都叫面霜,但在我们国家其实是有两种备案制度：一种是"妆字号"，即大部分日常护肤品的备案制度；另一种是"消字号"，主要是外用消毒用品。"消字号"不需要在产品包装上标注全部成分，而"妆字号"的产品，所有成分都必须在包装上注明，且激素类成分在护肤品中是被明确禁止使用的。所以，最简单的一个方法就是认准"妆字号"。如果你想更加严谨地选购护肤产品，可以在购买产品前登录国家药品监督管理局官网，查询一下具体产品的备案，是"妆"还是"消"就一目了然了。

如何正确防晒

01 为什么阳光会伤害我们

阳光主要包括紫外线、可见光和红外线。紫外线对皮肤的危害早已得到共识。近年来，可见光和红外线对皮肤的影响也逐渐受到关注。

紫外线根据波长长短，分为短波、中波和长波紫外线。波长很短的紫外线由于被臭氧层吸收，无法到达地面，所以对皮肤无任何影响。波长居中的紫外线，能引起皮肤急性晒伤，表现为阳光暴晒部位出现鲜红色的斑片与肿胀，重度者出现水疱，自觉灼热和刺痛，数日后红斑逐渐消退，出现脱屑和褐色色素沉着；长波段的紫外线能引起晒黑，表现为皮肤光照部位的弥漫性灰黑色色素的沉积。可见光打破黑暗，给人类带来光明。红外线驱逐寒冷，给予人类温暖。由于可见光和红外线的穿透能力也很强，能到达皮肤的深层结构，过度照射能够引起皮肤红斑和胶原蛋白流失，导致皮肤光老化。

适当的阳光对人体是有益的，过度或长期的日光照射，不仅能把人晒黑，还能加速皮肤衰老，严重时更会诱发和加重皮肤病。约 80% 的皮肤老化是由光老化造成的，长期日晒也容易诱发或加重敏感性皮肤、痤疮、玫瑰痤疮、脂溢性皮炎、雀斑、黄褐斑甚至皮肤癌等皮肤问题。

02 ▶ UPF、SPF 和 PA 是什么意思

目前的防晒方法主要有两种：硬防晒和化妆品防晒。

硬防晒，主要通过遮阳伞、遮阳帽、防晒衣等织物产品直接阻隔日光来达到防晒的目的。紫外线防护系数，简称 UPF，是评价织物防晒性能的指标。UPF 值越高，其防护效果越好。但是当 UPF > 50，增加 UPF 值对人体防护效果的影响可以忽略不计。因此，我国纺织品的 UPF 值最高标识为 50+。我国关于《纺织品防紫外线性能的评定》中规定：只有当 UPF > 40，也就是产品

被紫外线穿透的能力抵御1/40，且UVA的透过率小于5%的时候，才可以称为防紫外线产品。我们购物要认清UPF标识，没有这个标识的就不是正规的防晒衣。

日光防护系数和防晒指标，是说明防晒化妆品防晒效果的关键系数。

日光防护系数，简称SPF，是评价防晒化妆品保护皮肤避免发生日晒红斑/晒伤能力的防护指标。由于每个人耐受紫外线的程度不一样，所以紫外线引起皮肤晒红的最小剂量也不尽相同。这种紫外线引起皮肤晒红的最小剂量叫作最小红斑量，英文缩写是MED。当产品的SPF < 2时，说明该产品没有防晒伤效果；当产品的SPF值在2～50时，防晒伤效果逐渐提高；当产品的SPF > 50时，防晒伤效果增加就不太明显了。举个例子：一般亚洲人在强烈日晒下，皮肤只需10分钟左右就可产生红斑。如果防晒产品的SPF值为15，理论上说，涂抹这款防晒产品后，可以在太阳下停留150分钟（15×10=150分钟）而皮肤不被晒伤。

防晒指标，简称PA，以"+"表示产品防御长波紫外线的能力。PA等级是根据防晒化妆品长波紫外线防护指数（PFA值）来确定的，反映对长波紫外线晒黑的防护效果，是评价防晒化妆品防止皮肤晒黑能力的防护指标。PA是体现防晒产品防护皮肤晒黑的能力，分为4级：PA+、PA++、PA+++、PA++++。PA等级越高，表示防晒黑的能力越强。再举个例子：假如你的皮肤在不涂抹任何防晒产品的情况下，晒2小时就会晒黑，那么使用 PA++ 的防晒产品，在同样的紫外线照射下，则需要更长时间才会晒黑皮肤。但是，要注意以上的测量是在皮肤涂抹防晒产品 $2mg/cm^2$，而且是涂了以后马上测量得到的数据。生活中我们一般涂搽量只有 1/4 ~ 1/2，防晒效果会较上述数据大大降低。

03 ▶ 防晒措施都有哪些

一提到防晒，大家脑海中就闪现出"防晒霜"三个字，事实上，"防晒"和"防晒霜"是两码事。防晒措施主要包括规避性防晒、遮挡性防晒和防晒化妆品，而"防晒霜"仅是防晒化妆品中的一类产品。

（1）规避性防晒

规避性防晒，通俗来说就是不花钱的防晒，即避开在紫外线过强的情况下出行。一天当中，中午时分紫外线最强，而一年当中晚春和夏季则是紫外线最强的季节。海拔越高，紫外线越强。海边沙滩、雪地、城市高层建筑的墙面或玻璃幕墙、汽车窗玻璃、地面硬化如沥青或水泥路都会反射紫外线，从而增加紫外线的强度。强烈建议大家在进行室外活动时，注意规避紫外线强的时段和地点，必须外出时尽量在树荫、山坡阴面从事户外活动。

（2）遮挡性防晒

遮挡性防晒即硬防晒即采用物品遮挡日光，如出门打伞、戴帽子、戴墨镜、穿长袖长裤。

一般来说，颜色越深或加有防晒涂层的太阳伞防晒效果好。而衣服呢，通常衣服的密度越高、颜色越深，或加有防晒涂层，其防晒效果越好。夏天可以选购 UPF > 25，紫外线透过率 < 5% 标识的织物产品。如果是戴太阳帽，帽檐的边长最好在 7.5cm 以上才有较好的防晒效果。戴墨镜是为了保护眼睛，减少白内障，以免人老眼花；要选择镜片足够宽大且能覆盖全部紫外线光的遮阳镜，镜片以深色为宜，但不宜影响视觉。

（3）防晒化妆品

直接涂擦在皮肤上的防晒化妆品是通过吸收、反射、散射紫外线或抗氧化作用达到防晒目的。防晒霜是防晒化妆品中最常见的剂型，其他剂型还包括喷雾、凝胶、油、固体、粉剂、乳剂等。

乳霜剂中的原料因易于分散，产品基质稳定，所以更容易制备高 SPF 值产品，其中油包水型 (W/O) 耐水性能好，适用进行水下运动的人的防晒需求，但是油腻腻得不舒服，而水包油型 (O/W) 使用感更好，是最常用的剂型，但经不起水和汗液浸泡。

防晒油皮肤附着性好，防水防汗效果突出，但使用起来较黏腻，适合水中活动时使用。防晒凝胶使用感最好，也很受欢迎。防晒喷雾使用方便，感觉清爽，尤其适合妆后使用，但防晒效果不稳定、耐水性较差。同时，在夏季高温使用喷雾时会有高压气体泄漏的风险，出行携带过程中一定要小心。固体型防晒剂主要见于彩妆，如粉饼、粉底、口红等，这类产品更容易添加高比例的无机防晒剂，防晒效果一般较好。

04 吃哪些东西后更容易晒黑

一些食物在食用后会对阳光更加敏感，被称为光敏性食物。蔬菜如茴香、苋菜、芹菜等，但这些菜在煮熟后光感性就几乎没有了。柑橘类水果，如柠檬、无花果、杧果、菠萝、木瓜等都含有香豆素，能够促进皮肤吸收阳光。若要发生晒伤晒黑则需要食用足够大的量，且在阳光下待的时间足够长。因此，只有长时间在阳光下活动或自身对光线特别敏感的人群，才需要注意避免吃这些食物。

除了食物外，还有一些具有光敏性的药物，如四环素类、喹诺酮类、雌激素类、扑尔敏、维甲酸类等，在使用时同样需要避免阳光照射，或在晚上使用。

05 室内活动要防晒吗

在没有紫外线光源的室内活动，不需要使用防晒产品；在可能受到紫外线辐射的室内活动（如靠窗、接触较强紫外灯光源、强荧光灯、驱蚊灯等），选择 SPF15/PA+ 以内的产品即可。

06 ▸ 如何选择适合室外活动的防晒产品

一般室外活动，使用衣帽、伞、太阳镜等遮盖性防晒，尽量避免体表直接暴露于阳光下，并根据所处地区、季节、当日阳光强度和室外活动时间长短选择合适的防晒类化妆品。

阴天或树荫下的室外活动，可选择 SPF15 ~ 25/PA+ ~ PA++ 以内的产品。

直接在阳光下活动，选择 SPF25 ~ 30+/PA++ ~ PA+++ 以内的产品。

高强度紫外线下活动，如在雪山、海滩、高原等环境，或春末、夏季阳光下活动，使用 SPF50+/PA++++ 以内的产品。

活动涉及出汗或水下工作，应选择防水、抗汗类防晒产品。

07 ▸ 什么时候涂防晒产品？什么时候补涂

防晒化妆品涂抹后产生防晒效果需一定时间，一般在出门前 15 分钟涂抹产品，食指指头大小量足够一次涂抹全脸，每隔 2 ~ 3 小时补涂一次。

08 哪些部位需要涂抹防晒产品

全身曝光部位均需涂抹防晒产品，包括面部、脖子、上下肢等，总之露得越多，涂得越多。此外，紫外线也会导致毛发干枯粗糙，失去弹性和光泽，所以头发上也可喷防晒产品。

09 涂抹防晒化妆品后需要卸妆吗

通常来讲，一般的防晒产品，用清水或洗面奶即可洗净。而抗汗防水性的防晒产品需要更加仔细、彻底地进行清洁，或借助卸妆产品。

> 需要注意：皮肤清洁后尤其是使用卸妆产品后必须涂抹保湿产品。

10 婴幼儿需要防晒吗？如何防晒

由于婴幼儿需要合成紫外线帮助自身皮肤转化维生素 D，所以应适当接触阳光，但需避开紫外线强的时段（10:00 ～ 16:00）。

幼儿以衣物遮盖防晒为主，也可挑选 SPF10/PA+ 以内的物理性（二氧化钛、氧化锌）防晒产品，以霜剂或粉质产品为宜。即使涂抹了防晒产品也不要在强烈阳光下活动。

判别户外活动时间的方法：当幼儿在阳光下的影子长度短于身高的时候，是紫外线强度高的时段，不宜室外活动。

11 老年人如何防晒

老年人属于骨质疏松高发人群，需要适宜的阳光照射以保证体内足够的钙和维生素 D。而合理的防晒措施不仅可以减缓皮肤衰老，还可以有效预防皮肤恶性肿瘤的发生。因此，老年人长时间在阳光下活动时也需要采取一定的防晒措施，具体防晒化妆品的选择与一般成人无异。

12 孕妇可以涂抹防晒产品吗

怀孕期间，孕妈妈体内激素水平发生很大的改变，发生黄褐斑或其他色素性疾病风险增加。因此，妊娠过程中更需要防晒。防晒产品的使用方法同一般成人，但防晒剂配方更加简单，且要购买正规渠道的防晒产品。

13 ▶ 运动员如何防晒

运动员长时间室外运动，日晒时间长，会出现大量汗出等特殊情况。首先应衣帽、太阳镜全副武装，同时可选择 SPF30+/PA+++ 或以上产品。出汗多或进行水下运动时，应选抗水抗汗性强、涂抹后不易脱落的防晒品。

14 ▶ 皮肤病患者如何防晒

需要针对不同的疾病和所处的状态区别对待，并在医生指导下选用防晒品。一般情况下，首先选择衣帽等遮挡性防晒。对光线导致的皮肤病，要严格防晒，曝光部位都应该使用防晒产品。对于敏感性皮肤疾病，应先在耳后皮肤试验性用一点儿，无皮肤发红等过敏现象再使用防晒产品。

15 ▶ 冬季经常戴口罩，还需要防晒吗

需要。因为口罩不能阻隔紫外线对皮肤的损害，长期不防晒，不仅会晒黑，上下半脸的颜色差异明显，还会加重光老化，对于有痤疮、玫瑰痤疮、雀斑、黄褐斑、敏感性皮肤的人群，也会诱发或加重病情。所以，即使戴了口罩，也应该严格防晒。

16 ▶ 防晒的"ABC"口诀是什么

防晒可归纳为"ABC"口诀，即：

A：Avoid，避免晒，如果要出门尽量避免中波紫外线的高峰期(10点~16点)。如果是在室内，阳光能透过玻璃晒到你，也要防晒。

B：Block，即物理遮挡，帽子、墨镜、头巾等建议备齐。

C：Cream，即防晒霜，一般建议选择物化结合的防晒霜。每次使用要足量，即一元硬币大小；每2小时补涂一次。

第三部分

常见皮肤病小常识

带状疱疹

01 ▶ 为什么会得带状疱疹

　　本病的表现是疼痛且有红斑、水疱样的典型皮损，中医考虑本病与热、湿、瘀、虚有一定关系。病机为湿热交阻，或热重于湿，或湿重于热，湿热搏结，阻遏经络，导致气血瘀滞，或正气不足，兼感毒邪而发本病。一般是由内因、外因多重作用导致。内因有伤于七情者，可因情志不遂，肝郁气滞，郁久化热。或伤于饮食者，因饮食失节，脾失健运，水湿停聚，湿热蕴阻。或禀赋不耐，年老体弱，久病缠身者，气血不足，正气亏虚。上述种种内因，加之外因干扰，外感毒邪，或有外受风热之邪者，正气本不足，邪气再乘虚而入，遂感染毒邪而病发。另外，湿热毒邪，阻滞气机、经络，自觉疼痛；日久可损及气阴。素体禀赋不足者，可能出现严重的后遗神经痛；气虚，阳虚者疼痛可能持续几个月甚至几年。

　　西医认为，带状疱疹是由水痘－带状疱疹病毒引起的，人是该病毒唯一的宿主。病毒经呼吸道黏膜进入血液形成病毒血症，发生水痘或呈隐性感染，随后病毒潜伏于脊髓后根神经节或颅神经的感觉神经节内。当机体受到某种刺激（如创伤、疲劳、恶性肿瘤或病后虚弱等）导致抵抗力下降时，潜伏病毒被激活，沿感觉神经轴索下行，到达该神经所支配区域的皮肤内复制，产生水疱，同时受累神经发生炎症、坏死，产生神经痛。病愈后大部分患者可获得较持久的免疫，一般不会再发，但也有少数患者反复患病。

02 带状疱疹有什么特点

带状疱疹有以下特点。

发病情况：急性起病，可有轻度发热，倦怠，食欲缺乏以及患部皮肤灼热感或神经痛等前驱症状。

皮损表现：典型损害为群集的水疱，初起可为炎性红斑，其上为簇集的丘疹、水疱。损害常发生于身体的一侧，沿某一节段周围神经呈带状分布。

伴随症状：自觉疼痛，可在发病前或伴随皮损出现，严重者可伴有高热、肺炎、脑炎、附近淋巴结肿大。

病程：一般为2～3周。

当发生于三叉神经眼支时，可引起角膜炎或全眼球炎；若膝状神经节受累，可产生面瘫、耳痛及外耳道疱疹三联症，称为拉姆齐·亨特综合征。少数患者神经痛持续超过1个月以上，称为带状疱疹后遗神经痛。还有一些较少见的类型，如顿挫型（不出现皮损仅有神经痛）、不全型（仅出现红斑、丘疹而不发生水疱）、大疱型、出血型、坏疽型和泛发型（同时累及2个以上神经节产生对侧或同侧多个区域的皮损）。偶见病毒经血液播散产生广泛性水痘样皮疹，并侵犯肺和脑等器官者，称为播散型带状疱疹。

本病前驱期或无疹型带状疱疹应与肋间神经痛、胸膜炎、阑尾炎、坐骨神经痛、尿路结石等鉴别。发疹后应与单纯疱疹、脓疱疮、虫咬皮炎等鉴别。其中单纯疱疹亦可见红斑，簇集水疱，但不沿神经呈带状分布，好发于皮肤黏膜交界处，自觉症状轻微，易复发，多见于热病之后。虫咬皮炎亦可见红斑、水疱，甚至可呈带状或线状分布，但水疱较分散，不沿神经分布，多自觉瘙痒，全身症状轻微。脓疱疮可见红斑、水疱，但以脓疱为主，可见黄色脓痂，不沿神经呈带状分布，无明显疼痛。

03 带状疱疹有哪些防护要点

本病是病毒性皮肤病，往往在人体抵抗力下降时乘虚而入。所以平时要注意锻炼、饮食起居有节和调整心态。如已患病，应注意调护，要点如下：①保持创面清洁、干燥，避免继发感染。②穿着柔软衣物，以免摩擦加重疼痛。③饮食清淡，避免生冷腥发食物。④保持心情舒畅，避免劳累。

由于本病起病急骤，自觉疼痛剧烈，易使患者产生恐惧心理，所以要特别注意心理的调护。保持心情舒畅，适当转移及分散注意力，可有效地减轻疼痛。

水痘

01 水痘有什么特点

发病季节：好发于冬春季。

发病年龄：好发于 2 ~ 10 岁儿童。

潜伏期：一般为 14 ~ 17 天。

皮疹特点：皮疹呈向心性分布，好发于躯干、面部，口腔黏膜常有损害。典型损害为散在性绿豆大小水疱，周围绕以红晕，中央凹陷如脐状。疱壁薄，易破形成糜烂结痂。皮损常陆续分批出现，故可同时见到丘疹、水疱、结痂等不同时期皮损。

伴随症状：起病较急，有发热、头痛、咽痛、四肢酸痛，或恶心、呕吐、腹痛等前驱症状。自觉局部瘙痒。轻者皮疹稀少，全身症状轻微；重者皮疹密布，全身症状较重，病程亦长。

病程及预后：病程 2 ~ 3 周，预后较好。少数患者皮疹可为大疱、坏死、出血。部分患者并发肺炎、肝炎、脑炎等。感染后病毒潜伏于脊髓后根神经节或颅神经的感觉神经节内，当机体受到某种刺激导致机体抵抗力下降时，潜伏病毒被激活，引发带状疱疹。

02 水痘有哪些防护要点

本病属传染病，预防及控制传播可从控制传染源、阻断传播途径和保护易感人群三个方面入手。

控制传染源：注意居家隔离，水痘患者应隔离至皮疹脱痂。

阻断传播途径：在本病流行期间，未患病的儿童尽量不到公共场所。水痘患者避免与患有湿疹或其他皮肤病的患者接触（湿疹患者感染病毒后易引发疱疹性湿疹，即 Kaposi 水痘样疹）。患者衣被杂物均需消毒。

保护易感人群：最佳方法是通过接种疫苗进行预防免疫。此外，要加强体育锻炼，增强体质；保持心情舒畅，避免过度紧张、劳累；饮食起居有节。凡需与患者接触者可服板蓝根、金银花、蒲公英各 9g，甘草 3g，煎服，可起到预防作用。

若已患病，调护得当有助于病情的顺利恢复，此类病症的调护要点如下：

皮肤的保护：若皮肤瘙痒，可外涂炉甘石洗剂等对症止痒，起到保护作用，切忌用热水烫洗和搔抓。水疱结痂后切忌自行用手抠除痂皮。口腔黏膜受损者可每日用淡盐水漱口。

适宜的环境：病室应安静，温暖，空气清新，光线柔和；避免忽冷忽热、直接日晒和风吹。

饮食调护：患儿饮食宜用营养丰富、性味甘淡柔润的流质或半流质食物，忌食辛辣油腻之品。

单纯疱疹

01 单纯疱疹有什么特点

单纯疱疹，中医称为热疮，是指在热病之后或高热过程中所出现的急性疱疹性皮肤病。诊断要点如下：

皮损特点：皮损初起为红斑，在红斑基础上迅速出现簇集性的小水疱，破后糜烂、渗液、结痂，愈后遗留色素沉着。一些患者症状较重，脓液较多者，愈后可有轻度瘢痕。

好发年龄：多见于成年人。

好发部位：好发于皮肤黏膜交界处，以口唇、鼻孔周围多见。发生于生殖器部位，称阴部热疮。阴部热疮在男性多见于包皮、龟头、冠状沟，偶尔见于尿道口；在女性通常见于阴唇、阴蒂或子宫颈口。

伴随症状：自觉灼热刺痛和瘙痒感，可伴局部淋巴结炎和淋巴管炎。重者可有发热、不适等全身症状，或继发淋证、精浊，孕妇则易引起早产、流产及新生儿热疮等。

病程及预后：病程一般为 1～2 周，可以自愈，但易复发。

02 ▶ 单纯疱疹和带状疱疹有什么不同

单纯疱疹和带状疱疹都是由人疱疹病毒感染引起的，但它们是由不同类型的病毒引起的，且在发病部位、临床表现、治疗方法、复发情况等方面都有一定区别。

病毒类型不同：单纯疱疹是由人疱疹病毒一型（HHV-1）和二型（HHV-2）引起。带状疱疹是由人疱疹病毒三型（HHV-3）引起。

发病部位不同：单纯疱疹通常发生在皮肤黏膜交界处，如口周、鼻周、面部、生殖器等部位。带状疱疹则多沿神经分布，呈带状分布，可能发生在身体的任何一侧，一般不会超过身体正中线。

临床表现不同：单纯疱疹以皮肤黏膜交界处出现群集性小水疱为特征，通常疼痛较轻，可能伴有轻微的刺痒感。带状疱疹则表现为沿神经分布的红斑和水疱，伴有明显的神经痛，疼痛可能非常剧烈，也可能伴有神经损害和后遗神经痛等。

治疗方法不同：单纯疱疹的治疗通常使用抗病毒内服药物和外用抗病毒、抗感染药膏，中药多以清解肺胃毒热为主要治疗方法。而带状疱疹的治疗除了抗病毒治疗外，还需要营养神经和止痛治疗，中药亦根据不同临床表现辨证更为复杂，治疗多以清利肝胆湿热、健脾利湿解毒或活血行气止痛等为主。

复发情况不同：单纯疱疹容易在同一位置反复发作，尤其在机体抵抗力下降时。带状疱疹感染后多具有一定免疫力，多数患者一生只患病 1 次，但部分患者机体免疫力低下也可能多次复发，但复发频率一般没有部分单纯疱疹患者那么频繁。

传染性软疣

01 传染性软疣有什么特点

皮损特点：典型皮损为米粒大的半球状丘疹，渐增至豌豆大，中央呈脐窝状凹陷，表面有蜡样光泽。早期质地坚韧，后渐变软，呈灰白色或褐紫色。顶端挑破后，可挤出白色乳酪样物质，称软疣小体。数目数个至数十个不等，常疏散分布。

好发部位：好发于颜面、躯干、四肢、阴囊、肩胛及眼睑等处。

伴随症状：自觉微痒。

病程及预后：一般经过6～9个月可自然消退，也有持续3～4年者，甚至个别皮损可长达5年以上。病程与数目无关，愈后不留瘢痕。

传染性软疣是一种病毒性传染病，中医称为鼠乳。中医认为本病多由气血失和，腠理不密，复感风邪之毒，搏结于肌肤；或肝旺血虚，筋气不荣，腠理不密，复感他邪，凝聚肌肤；或由传染所致。现代医学认为本病由痘病毒感染所致。

02 ▶ 传染性软疣如何治疗

本病以外治为主。

针挑法：先在局部用95％酒精消毒，后用三棱针经消毒后穿破软疣顶端，挤出乳酪样物质，再用棉棒蘸取碘酒擦涂挑破处，并压迫止血。

外洗法：苦参30g、浮萍15g、芒硝30g煎水外擦患部，也可以用大青叶、板蓝根各30g，煎水外擦患部。

跖疣

01 跖疣有什么特点

跖疣是指发生于足底的寻常疣，以表面粗糙角化，灰黄或污灰色，半球状丘疹，局部有明显挤压痛为临床特征。

好发部位：好发于足跖前后受压处及趾部，常单侧发生。

皮损特点：初起为小的发亮丘疹，渐增大，表面粗糙角化，灰黄或污灰色，圆形，周围绕以增厚的角质环。因足底受压，皮损常常高出皮面。除去角质后可见疏松的角质软芯，边缘可见散在小的、紫黑色的出血点，数目从几个到几十个不等。

好发人群：男女老幼均可罹患。

伴随症状：常常自觉局部压痛明显。

病程及预后：病程慢性，可自行消退，一般儿童较成人易于消退。

02 跖疣如何治疗

本病以外治为主。可以使用 5- 氟尿嘧啶软膏，10％福尔马林，20％冰醋酸或浓石碳酸在跖疣皮损部外擦，每日2次。也可以选择40％碘苷，二甲基亚砜溶液和20％～40％碘苷霜剂外搽加封包。

中药可用地肤子30g、金毛狗脊30g煎水，趁热泡脚，每日2次，每次30分钟。对数目少的患者，可行冷冻、电灼、激光、中药拔膏等治疗。注意避免压迫、摩擦，防止继发化脓性感染。

寻常疣

01 ▶ 寻常疣有什么特点

寻常疣是人类乳头瘤病毒感染所致的增生性皮肤病。中医称为千日疮，或称为枯筋箭、瘊子、疣目、刺瘊等。治疗方法颇多，如结扎法、艾灸法。中医认为本病多由肝经血燥，血不养筋，筋气不荣，复感风热邪毒，凝聚肌肤所致；或为皮肤外伤染毒，或为搔抓毒行而发。

好发人群：多见于儿童及青少年。

好发部位：好发于手足背、手指、足缘或甲廓等处。

皮损特点：皮损初为粟粒至绿豆大小半球状角质性丘疹，渐增大至豌豆或更大，呈灰褐色、黄褐色或正常皮色，表面呈乳头瘤状增殖，干燥、粗糙，触之坚硬。数目不定，有一个至数个或更多。

伴随症状：大多无自觉症状，偶有压痛，撞击或摩擦时易出血。

病程预后：病程缓慢。可自愈，愈后不留痕迹。

此外，还有一些特殊的临床类型，如甲周疣，发于甲廓部，易出现裂口，继发感染；或丝状疣，为单一柔软细长的丝状突起，正常皮色或棕灰色，好发于眼睑、颈部；或指状疣，为一簇指状角质性突起，好发于头皮。

02 寻常疣如何辨证治疗

本病的治疗，中医多分为二型论治：

肝胆风热证：病程短，皮损数目较多，遍生肢体，伴口干心烦，舌质红，苔薄黄。治宜清肝泻火，选用清肝益荣汤酌加金银花、板蓝根、钩藤、防风等。

肾气不荣证：病程较长，反复发作，难以根除。或用腐蚀剂后，疣体翻张如菌，时有渗血现象。伴头昏耳鸣、肢软乏力，舌质淡红，苔少，脉细数。治宜滋补肾水，平肝除疣，选用归芍六味地黄丸酌加生石决明、生薏苡仁。

外治疗法：

外洗法：药物外洗，我科室一般首选紫兰方洗剂，或选用木贼、香附、生牡蛎各 30g、蜂房 10g，每日 1 剂，水煎擦洗患处，每次 20 ~ 30 分钟。

药物点涂法：可选用千金散、鸦胆子油、斑蝥膏等，外点疣体上，但注意保护周围健康皮肤，2 ~ 3 天外点一次，直至疣体完全脱落。

结扎疗法：对头大蒂小的疣或丝状疣，可用丝线或头发丝结扎，逐渐收紧，可使疣体脱落。

推疣法：在疣体根部，用棉棒或刮匙（刮匙头部用棉花包裹）与皮肤呈 30°，向前均匀用力推之。若疣体被立即推除，表面应压迫止血，并用纱布加压包扎；若残留少许疣体，1 个月后再推一次。

摩擦法：取新鲜荸荠削去皮，用其白色米肉摩擦疣体，3 ~ 4 次 / 日，每次要磨至疣体角质层软化，脱落部分微有少量点状渗血为度，一般数天可愈。

针灸疗法：用针尖从疣顶部刺到基底部，四周再用针刺以加强刺激，针后挤出少量血液，3 ~ 4 天疣体便可脱落。数目少者，可用艾炷在疣上灸，每日 1 次，至疣体脱落。

扁平疣

01 扁平疣有什么特点

扁平疣为人类乳头瘤病毒感染所致的增生性皮肤病。中医称为扁瘊，为湿热郁结肌肤，兼感邪毒所引起的赘生物。本病多由脾失健运，湿浊内蕴，复感外邪，凝聚肌肤所致；或为风邪侵袭，热客于肌表，风毒久留，郁久化热，气血凝滞而发；或肝火妄动，气血不和，阻于腠理而生。

好发人群：本病多见于青少年，尤以青春期少女为多。

好发部位：好发于颜面、手背，亦可发于腕和膝部。

皮损特点：皮损为针头至粟粒大或稍大的扁平丘疹，呈圆形或椭圆形，表面光滑，质硬，淡褐色或正常皮色，数目不定。散在或密集，可互相融合，亦可因搔抓呈线状排列。

伴随症状：一般无自觉症状，偶有微痒。

病程特点：病程缓慢可在数周或数月后突然消失，但亦可持续多年不愈，愈后不留瘢痕。

02 ▶ 扁平疣如何辨证治疗

本病的治疗，中医多分为二型论治：

风热毒蕴证：突然发病，颜面部起扁平丘疹，表面光滑，针头至粟粒大小，淡红色或正常皮色，伴轻度瘙痒；舌质红，苔薄黄，脉浮数。治宜疏风清热，解毒散结，选用桑菊消疣汤酌加板蓝根、夏枯草等。

肝郁痰凝证：发病时间长，病变以手背及面颈以下部位为主，皮损呈紫褐色，质硬，皮损长期不消退，舌质紫暗，苔薄黄，脉弦涩。治宜疏肝活血，化痰软坚，选用治疣汤酌加生薏苡仁、三棱、莪术等。

外治疗法：

外洗法：皮损较多时，选用疣洗方，水煎趁热反复温洗患处，每日4～5次。

点涂法：皮损较少，顽固难消时，选用鸦胆子油或鸦胆子肉包于纱布内，拭擦皮损，每日1～2次。

针灸疗法：取列缺、合谷、足三里。施泻法，针刺得气后留针30分钟，每日1次，10次为一个疗程。

疖

01 疖有什么特点

疖与疖病，中医都称为疖，是发生在皮肤浅表形小而根浅的急性化脓性疾病。本病特点为局部皮肤红、肿、热、痛，伴有发热、口干、便秘等症状。临床分为下列类型：

有头疖（石疖）：患处皮肤上有一指头大小的红色肿块，灼热疼痛，突起根浅，中央有一脓头，出脓即愈。

无头疖（软疖）：皮肤上有一红色肿块，范围约 3cm，无脓头，表面灼热，触之疼痛，2～3 天化脓后为一软的脓肿，溃后多迅速愈合。

暑疖：发于夏秋炎热季节，以小儿、产妇、老人多见。

疖病：特点是此愈彼起，经久不愈。

02 疖如何辨证治疗

疖多为湿热内蕴、复感热毒所致。若初起红肿疼痛明显，或伴恶寒、发热、口干、尿黄、舌红、苔白或薄黄、脉略数者，中医以清热利湿、凉血解毒为法，用金银花、蒲公英、败酱草、黄芩等清热解毒；苦参清热除湿；生薏苡仁、泽泻等健脾渗湿；当归、赤芍等凉血活血。早期局部外治，可用痈疽膏、芙蓉膏等。若已成脓欲溃，可用黑布药膏、化毒散软膏。

若疖反复发作，称为疖病。其辨证方药基本同于疖。若病久耗气伤阴者，可酌情加入益气养阴之品，如生黄芪、党参、元参、麦冬等。局部治疗可用芫花水剂湿敷。

毛囊炎

01 ▶ 项后部毛囊炎的诊治要点是什么

项后部毛囊炎，中医称为发际疮，是发于项后发际间的化脓性皮肤病。本病多因内郁湿热，外受风、毒之邪，风热上壅或风、湿、热相互搏结而成。若正虚邪实，正不胜邪则迁延日久，瘀滞不散，此愈彼起，反复发作。

好发人群：以成年人多见。

好发部位：好发于后项发际处。

皮损特点：皮损以毛囊为中心，初起为炎性丘疹，迅速形成脓疱，疱破结痂愈合，可成批出现，此愈彼起，缠绵难愈。先痒后痛或痛痒相兼，一般无全身症状。若患有"消渴病"，则有与之相应的临床症状。一般约经数日，白色脓头干涸结成黄色脓痂或搔破流津水或脓液，结痂后痂脱而愈。

病程预后：此愈彼起，反复发作，日久难愈。如脓液向深处或周围发展，可演变成疖病。

本病一般分二型论治：

热毒夹风证：起病骤然，颈项发际处见散在或密集鲜红之粟疮，顶见黄色脓点，中央可有毛发穿过，疼痛颇剧，亦有渗流脂水；舌质红，苔黄，脉滑数。治宜清热解毒，佐以祛风，方选普济消毒饮酌加野菊花、蒲公英等。

正虚邪恋证：疮面色淡不红，间有脓头，微感疼痛，面色㿠白，心悸，夜难入寐，常反复发作，经年不愈；舌质淡红，脉细弱。治宜益气托毒和营，选用托里消毒散酌加紫花地丁、蚤休等。

外治疗法：

初起用金黄散水调外敷，或颠倒散洗剂或3%碘酊外涂，每日3～4次。有脓点时，用黄连膏掺拔毒生肌散，痊愈可继续用安庆膏外贴。

02 臀部毛囊炎的诊治要点是什么

臀部毛囊炎，中医称坐板疮。是一种以臀部反复发生疖肿为特征的皮肤病。本病多因湿热内蕴，郁久化毒，凝滞肌肉；或久居湿地，外感湿热毒邪；或皮肤破伤，外染毒邪，郁于肌肤，发于腠理而成。脾为生血之源，臀是至阴之所，脾经血少，气血难至，以致脓毒蕴结，皮肤窜空，而缠绵难愈。经脉瘀滞，则肿块坚硬，此愈彼起。

疖肿特点：本病初起患处如豆，色红作痒，硬肿而痛，少则一个，多则数枚，或孤立散在，或簇集成群。渐大如梅如枣，疖肿热痛，软化，内有脓血，破溃流脓，渗流黄水，结痂而愈，但彼处又发。

伴随症状：疮周瘙痒或痛痒相兼，病情严重者可有发热畏寒、口干便秘等全身症状。

病程预后：本病可一处未愈，他处又生，连绵不断，甚则皮肤窜空，形成瘘管，按之脓出，缠绵不愈；或经治疗，已属痊愈，但愈数月即又复发，反复经年。

本病一般分以下两型论治：

湿热蕴结证：结块红肿，痛痒相兼，破流脓水，愈而复起，缠绵不断；可伴有胸闷纳呆，口干不渴；舌质红，苔黄腻，脉濡数。治宜清热利湿解毒，选用五神汤酌加败酱草、归尾、赤芍、生薏苡仁；湿偏重者，可选用除湿解毒汤。

脾虚毒结证：结节肿硬，二三相连，难以成脓；或脓成溃破，脓汁稀薄；或皮肤窜空，形成瘘管；可伴有体倦乏力，不思饮食，面色不华；舌质淡，苔薄，脉细无力。治宜健脾祛湿，解毒化瘀，选用健脾除湿汤合四妙散，佐以梅花点舌丹。

外治疗法：

早期用芫花外洗，再用黑布化毒膏外敷；顽固难愈者，用黑色拔膏棍外用；皮下窨空，有脓腔形成，脓液潴留者，宜切开排脓，用甲字提毒药捻插入疮口引流，外盖黄连膏；有瘘管形成者，用药捻插入瘘口内，外盖黄连膏，必要时选用手术扩创。

生活中注意节制饮食，避免摄食辛辣厚味、过于肥甘食物，防止体胖。积极治疗慢性疾病，如糖尿病、失眠症、消化不良等。衣着应柔软、透气、吸汗，头皮油脂旺者应适当洗濯，去除油垢，可预防本病的发生。患病后换药时应让药物紧贴疮面，局部忌挤压，以免演变成疖。

03 项部瘢痕疙瘩性毛囊炎的诊治要点是什么

项部瘢痕疙瘩性毛囊炎，中医称为肉龟，是发于枕骨及项后发缘之间的化脓性皮肤病。以硬结成块，脓成不出，病程缠绵为临床特征。本病多因湿热上蒸，壅结于项后发际间，加之局部肉厚，发刺入肉，日久不瘥而成本病；或为风寒外束，寒湿凝滞，结而成块，形如肉龟；或由气滞血瘀，湿热内蕴，阻隔经络，结成硬块。

好发人群：多见于壮年以上男性。

好发部位：好发于枕骨及项后发缘之间，一般不延及他处。

皮损特点：皮损初起为散在分布，后密集成群，融合成不规则的硬性小块，坚硬，压之有脓溢出，可见几根头发成簇地从一处皮肤穿出。

病程预后：病程缠绵，可多年或十多年不愈。

本病一般分二型论治：

湿热内蕴证：病程较短，局部红肿，压之有脓溢出，自觉痛痒不适，此愈彼起，难以消尽；可伴有口干不欲饮，身热不扬；舌红，苔黄微腻，脉象濡数。治宜清热解毒，排脓消肿利湿，选用解毒清热汤加减，或仙方活命饮酌加蒲公英、苦参、丹参等。

正虚邪恋证：病程较长，皮损融合，肿胀不甚，或成脓肿，时破时敛，脓流清稀，或愈后遗留增生瘢痕，自觉疼痛，少气懒言，口干喜饮；舌淡红，少苔，脉细弱。治宜养阴益气，和营解毒，选用解毒养阴汤、托里透浓汤加减。脓出不透，加皂刺、山甲；口干喜饮，加天花粉、麦冬；肉芽不鲜，疮面色暗，加鹿角片、肉桂。

外治疗法：

初起可外敷玉露膏、金黄膏；形成硬结，敷千捶膏或贴琥珀膏、黑布化毒膏；溃后用提脓丹、五五丹、九一丹等提脓祛腐。脓成不溃时，宜切开排脓；或脓胎形成，脓泄不畅，脓液蓄积，宜行手术扩创。脓腐脱净，疮面红活可用冰石散掺黄连膏以生皮敛疮。

丹毒

01 ▶ 中医如何认识丹毒

丹毒，中医称为"丹"，特点为局部红、肿、热、痛，且伴有头痛、发热等全身症状。根据发病部位的不同而有不同的名称，如发于头面部者称为"抱头火丹"，发于躯干部者称为"丹毒"，发于两腿者称为"腿游风"，发于胫踝者称为"流火"。

中医认为本病病因以火毒为主，由风、湿、热诸邪化火而致。多因血分有热，火毒侵犯肌肤，或因破伤染毒而发；若兼感湿邪，郁蒸血分，则经常复发，缠绵不愈。发于头面上肢多为热毒，发于下肢者多兼湿热。导致火毒炽盛的原因不外乎内因、外因及不内外因。

内因：有伤于七情者，可有心绪烦扰，心火内炽，血分伏热，或因性情急躁，气郁生火，肝经火旺；有伤于饮食者，过食辛辣、香燥、炙煿、酒肉之物，脾失健运，湿热内蕴，化火化毒。

外因：以毒邪乘隙而入为主。西医认为本病是由溶血性链球菌侵入而致。多从皮肤或黏膜轻微外伤侵入，也可由血行感染。常继发于鼻炎、口腔黏膜及牙齿感染病灶。足癣、小腿溃疡、瘙痒性皮肤病、接种疫苗、放射线损伤及皮肤皲裂或轻微的摩擦、搔抓、外伤均可诱发本病。

不内外因：由于刺伤、抓破、挖鼻、挖耳、虫咬、外伤等使毒邪有可乘之机。

综上，内外合邪，风火相煽，湿热内蕴，发为火毒。

02 我科奠基人赵炳南教授对丹毒有何认识

赵炳南教授认为丹毒的发病血分伏火是其内因，而火毒湿热为其外因，多由于皮肤黏膜破损，邪毒乘隙侵入而诱发。内有血热、外受毒热，内外合邪，两热相搏，故发病较急，突然发冷发热，皮肤红肿。湿热较重者熏蒸肌肤故见有水疱、渗液；毒热较重者则见高热不退，或毒热入里而见神昏、谵语等证。发于头面者多兼有风热，或毒热较盛；发于胁下腰胯者多兼夹肝火；发于下肢者多夹有湿热。临床上又可分为急性与慢性两种，急性发病者以毒热盛为特点；慢性者往往是因为湿热兼夹而致，因为湿性黏腻而且又为重浊有质之邪，故缠绵不愈，反复发作。

在治疗上，急性期以清热解毒为主，凉血为辅。常用的药物有金银花、连翘、大青叶、野菊花、地丁、黄芩、黄连、黄柏、栀子、丹皮、赤芍。伴有高热者可加生石膏、生玳瑁；发于颜面者加菊花；发于胸胁者加柴胡、龙胆草；发于下肢者加牛膝、黄柏、防己；水疱明显者加车前草。若见高热烦躁、神昏谵语等热入营血的症状，就应当按照温病的辨证法则清热解毒，凉血清营，常用的药物有黄连、生地、金银花、连翘、麦冬、丹皮、栀子等。

关于慢性经常复发的丹毒（尤以下肢多见），主要是因为湿热之毒蕴于肌肤，缠绵不愈，致使下肢肿硬。赵教授认为急性发作期间还是要重用清热解毒的药物，急性期过后则应当加用一些活血透托的药物，如山甲炭、皂刺炭、没药、乳香、紫草、贝母、白芷、天花粉、当归等，湿气重的加生薏苡仁、猪苓。外可用金黄散水调敷，或用新鲜的白菜帮、马齿苋、绿豆用去毒药粉调敷。慢性期者可用铁箍散膏加20%的如意金黄散外用。

03 ▶ 丹毒有什么特点

本病根据发病急骤，境界清楚的水肿性红斑以及伴有畏寒、发热等全身症状，诊断不难，要点如下：

起病情况：发病前常有足癣、鼻、口腔内感染病灶及皮肤外伤史。皮损出现前常先有恶寒、发热、头痛、恶心、呕吐等全身症状，婴儿有时可发生惊厥。

好发部位：以颜面、小腿、前臂、手足等处较常见。婴儿好发于腹部。其他部位亦可发生。

皮损特点：症状轻重不等，轻者仅局部有炎性充血，以后

落屑治愈。通常局部出现水肿性红斑，境界清楚，表面紧张灼热，迅速向四周扩大，发于皮肤疏松部位，症状更为明显。严重者皮损上出现水疱（水疱性丹毒）。亦可向他处蔓延（游走性丹毒）或在原发损害部位上屡次复发（复发性丹毒）。多次复发者，局部往往继发淋巴性水肿，尤以小腿、面部多见。

症状特点：自觉灼热疼痛。除一般全身症状外，如治疗不及时，尤其婴儿和年老体弱的患者，常可发生肾炎、皮下脓疡及败血症等并发症，预后危重。皮损消退时局部可留有轻度的色素沉着及脱屑。局部淋巴结肿大，白细胞总数或中性白细胞增多，血沉加快，抗链球菌溶血素增高。

04 丹毒如何调护

丹毒调护得当可促使患者尽快恢复，减少复发，本病的调护要点如下：发于下肢者应抬高患肢，避免各种不良刺激。发于面部者应防止挤按，并保持口鼻清洁。对原发病灶（如足癣、湿疹感染及外伤等）应相应予以治疗。注意忌食辛辣等燥热的食物以减少湿热之内生，另外要注意皮肤卫生。为防止复发，可以用生薏苡仁加 50mL 水煎服，每日 1 剂，连续服用一个阶段，取其健脾利湿之功效。

头癣

01 头癣的诊治要点是什么

头癣是头皮、毛发的浅部真菌病，分为白癣和黄癣。白癣中医称为白秃疮。本病因头生白屑，发落而秃成疮而得名。黄癣中医称为肥疮，以毛干周围互相融合蜡黄、松脆、鼠屎臭的黄癣痂，易成瘢痕，永久秃发，剧烈瘙痒为其临床特征。

好发人群：儿童好发，男童尤多。

病程预后：病情缠绵，迁延多年，即使不治，到青春期后可愈。不继发感染者，新发再生，不留瘢痕。

皮损特点：肥疮（黄癣）皮损表现为丘疹、脓疱、黄癣痂和鼠屎臭味，愈后留有萎缩性瘢痕。自觉瘙痒，少数头皮轻度红肿、丘疹、脓疱、结痂、稍痛。

治疗：应用抗真菌药物效果较好，也可应用苦参、百部、土槿皮、羊蹄跟、茵陈、明矾等中药煎汤外洗，拔发疗法等。

02 头癣如何调护

本病的护理与预防非常重要，要广泛深入地宣传普及癣病的防治知识，争取早发现、早治疗。

做好隔离消毒工作，日常生活用品一人一套，切忌共用枕巾、梳子、帽子等生活用品；患者衣物、用具要煮沸消毒，未彻底治愈者不宜参加集体活动。理发用具要每日分别煮沸 15 分钟，或用 75% 酒精、5% 碳酸水、10% 福尔马林、速消净等浸泡消毒；或用清水洗涤消毒。理发后可每日用清水和硫黄药皂洗头，坚持两个月。高度警惕家养宠物（猫、狗）等传染癣病。

体股癣

01 ▶ 体股癣有什么特点

体股癣是指发生于皮肤浅层的真菌病。中医称为圆癣。阴癣是圆癣发于阴股部的特殊类型，又名臊癣。本病多由风湿热邪蕴积肌肤，外感虫邪；或接触患癣的猫、狗等；或由患者的衣物、用具等传染而致。因风、湿、热、虫四者郁结肌肤致生本病。

好发季节和人群：多发于夏季或夏季加重，入冬则消失或减轻，来年夏季复生，老幼均患，成人多见。部分患者可有慢性病或肿瘤病史，长期或大剂量服用糖皮质激素、免疫抑制剂等药物史。

好发部位：多发于躯干、四肢、面、颈等处。

皮疹特点：皮疹初起为群集的淡红丘疹或丘疱疹，渐次增多并向外周扩展成环形、半环形或同心圆形红斑，上覆细薄鳞屑，边界清楚，中心有自愈倾向，周边活跃，有红色丘疹、丘疱疹聚集，少量皮屑。本病可单发一处，或多处相继而生。自觉瘙痒。鳞屑刮片可找到菌丝。

02 体股癣的治疗要点是什么

本病以外治为主，一般不需内服治疗，如皮损泛发或有渗出者可服龙胆泻肝丸等。

外治方法：

以丘疹、水疱表现为主：癣药水、复方土槿皮酊、癣酒、土槿皮散、羊蹄根酒等任选一种外搽，每日2～3次。

糜烂、渗出为主：青黛散、五倍散、花蕊石散等任选一种外扑患处，每日2～3次，待皮疹干燥再涂癣药水或癣药膏见效。

干燥脱屑或皮疹广泛时：雄黄膏、硫软膏、癣药膏等任选一种外搽；或用川槿散醋调外搽，每日2～3次；或先用解毒止痒方外洗，后搽癣药膏；如水疱与脱屑同现时，选用癣药水与癣药膏交替外搽，或羊蹄根酒外搽。阴股多汗潮湿者选湿毒药粉，花蕊石散扑患处。

手癣

01 ▶ 手癣的诊断要点是什么

手癣是指发生在手部的皮肤真菌病，中医称为鹅掌风，因其手掌粗糙坼裂如鹅掌而得名。多因外感湿热，毒蕴皮肤；或相互接触，毒邪相染或毒虫沾染而生。湿热毒虫，郁阻皮肤，久则脉络瘀阻，血不荣肤以致皮肤皲裂，形如鹅掌。

根据皮损特点，一般分为水疱型、糜烂型、脱屑型。

水疱型：本型初起多见指端、指腹侧缘或掌中表皮下出现散在或簇集小水疱，之后不久疱壁破裂脱皮。若皮损不断蔓延，指端损害可侵及甲板，形成甲癣。手掌等处损害可累及手背和腕部，其皮疹为中心有自愈倾向，边界清晰的圆形、椭圆形或不规则的红色或褐红斑片，伴丘疹水疱或脱屑。本病春夏加重，冬季减轻。

糜烂型：皮疹多为边界清楚的潮红斑片，糜烂湿润，时有流滋，白皮翘连；多数皮疹发生在指间，易致指部肿胀；或因搔抓而感染化脓，引起红丝疔及附近肿痛；夏季多发，因手部暴露，透气良好，此型损害少见或症状较轻。

脱屑型：损害有鳞屑、皮肤增厚、粗糙、皲裂，病程慢性经过，多单侧手掌发病，久则可累及双侧；冬季加重。因皮肤皲裂而疼痛，可致局部肿胀化脓。部分患者手掌皮疹可蔓延至手指而成圆癣。病久者伴发甲癣。

02 ▶ 手癣如何调护

平时注意手部保养，接触工业用油（如机油、柴油等）、有机溶剂（松节油、酒精等）、洗涤清洁剂（洗洁精、洗衣粉、肥皂等）、理发用品（烫发水、染发剂）等化学物品时要戴防护手套，以免手部皮肤受刺激，可预防本病的发生。治疗期间应避免接触碱性物质，如肥皂、洗衣粉、清洁剂等。治疗要有耐心，坚持长疗程，彻底治愈。

足癣

01 ▶ 足癣的诊断要点是什么

足癣是指发于足部皮肤的浅部真菌病。中医称为脚湿气。脚湿气多由久居湿地，水湿浸渍，外染湿毒，蕴积生虫，循经下注于足，郁结肌肤；或因肾主下焦，肾虚则经络空虚，风湿或湿热外邪，乘虚侵肤，二者相互搏结于肌肤；或因接触病者浴盆、毛巾、鞋袜等用品，致使毒邪染着；或是足汗多，长期穿不透气的鞋等而致。

根据皮损特点，一般分为水疱型、糜烂型、脱屑型。

水疱型：初起为足部皮下粟米样散在或簇集的小水疱，四周无红晕，数天后水疱逐渐吸收、隐没，白皮叠起；水疱淫痒，疱破痒止；因搔抓染毒，则水疱相互融合成大疱或变为脓疱，四周红晕，有疼痛及灼热感。或初起为剧痒之小水疱、脱皮，后成圆形或环形，边界清楚的褐红色斑片，皮疹中心趋向愈合，而边缘复生水疱，反复不止。病久则皮肤变厚，皮沟深而宽，入冬则皮肤皲裂疼痛。成人多见，好发于足底及足缘等处。

糜烂型：主要表现为趾缝间皮肤湿润、浸渍、白色腐皮，腐皮脱去则露出潮红糜烂面。常因搔抓皮烂疼痛，渗出血水，有特殊臭味。多见于三、四趾间，甚至其他趾间同时发生。夏季多发，冬季减轻。

脱屑型：皮疹为鳞屑不断剥落，表皮增厚显著，热水浸泡患足后可刮下一层白粉样物质。慢性经过，久则皮损区易发生皲裂疼痛，以至行走不便。好发于足趾、趾旁，可见于足底、足侧缘及趾间，单侧患者多见，重则累及双侧足部，冬季加重，病久失治，可累及足背发圆癣或伴发灰趾甲。

临床上水疱、糜烂、流滋、皮肤粗糙、脱屑、皲裂等皮损往往同时存在，而以1～2种皮损为主。

02 足癣如何调护

平日应注意保持足部的清洁干燥，夏季宜穿透气性好的布鞋或凉鞋，不穿胶鞋。洗足后及时擦干，并扑一些痱子粉或枯矾粉。家族或集体生活中分开使用浴盆、毛巾、拖鞋等用具。治疗期间避免用肥皂、洗衣粉、洗洁剂等碱性物质。患者用过的浴盆、浴巾、鞋袜等，宜沸水烫过或阳光暴晒后再用。

甲癣

01 甲癣的诊断要点是什么

甲癣是一种甲真菌病，中医称为灰指（趾）甲，因其甲失去光泽，增厚灰白而得名。多由鹅掌风或脚湿气日久不愈，湿毒内聚，蔓延甲板；或外感虫邪，湿阻脉络，血不荣甲；或肝血亏虚，爪甲失养，甲病发生。本病外因为虫淫、湿阻，内因为肝血不足，邪乘虚而入。本病初起时 1 ～ 2 个指（趾）甲为甲癣，严重时累及所有指（趾）甲，一般无自觉症状，多见于成年人。

初起指（趾）甲的远端甲缘或甲褶部失去光泽，或甲板发生或白色或黄色斑点，逐渐扩大，继则甲面高低不平，逐渐增厚或蛀空而残缺不全；最后甲变形失去光泽而呈灰白色。常见以下三种表现：

甲增厚型：甲缘增厚渐及全甲肥厚，高低不平。

甲萎缩型：甲板萎缩、发白、翘起，甲下蛀空。

甲破损型：甲板部分增厚，边缘破损，略带草绿色，少数甲沟红肿，甲板高低不平。

02 甲癣的治疗要点是什么

本病治疗以外治法为主，可选用下列方法：

搽药法：用黄丹五倍子水反复涂擦指（趾）甲面，每日3次；或选灰指甲癣药水一号、二号，先用刀片轻刮病甲，后涂药水，每日2～3次，至新甲长出为止。

浸泡法：醋泡方、荆防红枫浸液等浸泡。

贴膏法：选黑色拔膏棍，将药棍加温外贴病甲，3～5天换1次，直至病愈。

拔甲法：用拔甲膏贴病甲上。隔3～5天换1次，反复数次，可清除病甲。

花斑癣

 花斑癣的诊断要点是什么

花斑癣是皮肤感染糠秕孢子菌所致的皮肤病，中医称为紫白癜风。本病多因体热被风湿所侵，郁于皮肤腠理；或因汗液蕴积，淹渍肌肤，复经日晒，暑湿浸滞毛窍而成。

好发部位：多发于颈侧、胸背、肩胛、腋窝、躯干下部等处，少有全身发病者。

好发季节及人群：冬轻夏重或冬愈夏生；多见于青年汗多者，家庭或集体生活较长者可相继感染发病。

皮损特点：初起皮肤出现细小斑点，后成豌豆到蚕豆大小的斑片，色淡红或青紫、棕黄或紫褐，聚集成片，境界清楚，上覆细小糠秕状鳞屑，刮之更明显，微微发亮，将愈时呈灰白色斑片。

伴随症状：一般无自觉症状，或稍有痒感，汗出时发生。

病程及预后：慢性病程，有传染性。

02 ▶ 花斑癣的治疗要点是什么

本病治疗以外治法为主，可选用下列方法：

外洗法：硫黄肥皂或醋泡方或解毒止痒方外洗或泡浴患处后，搽雄黄膏或硫软膏，1次／日。

外搽法：汗斑灵搽剂由茵陈提取物（含茵陈醇浸出液及挥发油）、冰醋酸（纯品）及10%间苯二酚（雷锁辛）等组成。涂抹患处，2次／日，7天为一个疗程，两个疗程可愈。

熏洗法：祛斑液：黄连、龙胆草、土槿皮各30g，白鲜皮、地肤子各15g，煎液熏洗患处，30分钟／次，2次／日，2周一个疗程。

03 ▶ 花斑癣如何调护

平日注意勤洗澡，勤换衣服，保持皮肤清洁。患者内衣洗净后，宜日晒或煮沸消毒。坚持治疗1～2个月，以求治之彻底。

虱病

01 虱病有什么特点

本病由虱类叮刺人体皮肤，腠理受损，毒汁灌注肌肤，其毒凝聚、激惹而发病。现代医学认为本病是由寄生在人体上的虱子叮咬吸血时，其唾液内的毒性分泌物加上喙器的机械性刺激所引起。可通过人与人之间的直接接触或被褥、衣、帽等间接接触而传播。患者多有接触传染源的历史。因虱子寄生部位不同和形态上的差异，可分为头虱病、体虱病和阴虱病。肉眼检查或显微镜直接镜检查找到虱或虱卵，即可确诊。

头虱病：好发于卫生条件差的妇女及儿童。在头发上易发现头虱及虱卵，自觉剧痒。常因抓破而见血痂或渗出，以至头发粘连成束，并有臭味。

体虱病：体虱寄生于躯干上，体虱及虱卵常隐藏在内衣缝或被褥的皱褶处。虱咬处可见红斑或水肿样丘疹、风团。因奇痒搔抓可出现抓痕，甚至继发感染。

阴虱病：阴虱主要寄生在外阴阴毛上，其卵也附着于阴毛上，阴部有明显瘙痒，在叮咬部位可发生出血性色素沉着，继发感染。阴虱主要通过性接触传染。

02 ▶ 虱病的治疗要点是什么

本病一般不需要内服汤剂，如继发感染，可参见疖肿等处理。对于各种继发皮损可对症处理。

局部治疗：

头虱病：外用50%百部酊搽遍头发，每日2次，连用2天，第三天用大量热水及肥皂洗头，再用密篦子将虱及虱卵篦净，最后将用过的梳篦、帽子和头巾等进行消毒。男性可剃头。

体虱病：沐浴后换上清洁衣服，换下的衣被等物应煮沸灭虱，不能煮沸的在日光下暴晒。

阴虱病：剃除阴毛，彻底清洗局部。换下的衣裤、被褥等煮沸灭虱。必要时可外用丁香罗勒膏、5%～10%硫软膏或百部酊。

疥疮

01 ▶ 疥疮的临床特点是什么

病因：为直接接触疥疮患者，或使用患者用过而未经消毒的衣服、被褥、用具等，由疥虫传染而得。或由疥虫寄生的动物传染所致。

好发部位：好发于全身皮肤薄嫩和皱褶处，如手指缝、手腕屈侧、肘窝、腋窝、生殖器、腹股沟、大腿内侧、下腹部、脐周、臀部、女性乳房下等处。以指缝处最为常见，一般不累及头面颈项处（小孩除外）和掌跖。

皮损特点：为针头大小的丘疹、丘疱疹及疥螨在表皮内掘的隧道，散在分布。隧道长 5 ~ 15cm，弯曲、呈淡灰或皮色，好发于指缝，末端有小水疱。病程较长者，搔抓后可继发湿疹样皮炎、脓疱疮和疖病。日久可形成疥疮结节，结节样损害多发生于龟头、阴囊、阴茎、大阴唇等皮肤浅层，有浸润及瘙痒，黄豆至花生米大小，呈半球形，色褐红。疥疮治愈后，结节仍可经久不愈。自觉剧痒，尤以遇热及夜间为甚。在隧道末端的水疱内可找到疥螨或虫卵及粪便。

有一特殊类型的疥疮，称为挪威疥，又称角化型疥疮或结痂型疥疮，是一种严重的疥疮，多发于身体虚弱或免疫功能低下的患者。患者多为营养不良、智力不全、个人卫生很差者，或患有肺结核、结缔组织病等患者。其特点是皮肤干燥、结痂、感染化脓严重，尤以指（趾）端有大量银屑病样鳞屑，指（趾）间肿胀，指（趾）甲增厚弯曲变性，手掌角化过度，毛发干枯脱落，头皮和面部有较厚的鳞屑和化脓结痂，局部淋巴肿大，有特殊的臭味，患处常可查到较多的疥螨。

02 疥疮的治疗要点是什么

疥疮的治疗以外治杀虫为主。

硫黄为古今治疗疥疮的特效药。一般成人可搽 10% ~ 20% 的硫黄软膏，婴幼儿可搽 5% ~ 10% 的硫黄霜剂，亦可用一扫光或雄黄软膏等外搽。治疗前先用热水及肥皂洗澡后，再搽药。一般先搽疥疮好发部位（如手指缝、手腕屈侧、肘窝、腋窝、生殖器、腹股沟、大腿内侧、下腹部、脐周、臀部、女性乳房下等处），再搽全身，每日早晚各搽 1 次。连续 3 天，第 4 天再沐浴换衣被，此为 1 个疗程。一般治疗 1 ~ 2 个疗程，停药后观察 1 周左右，如无新发皮损出现，即为治愈。原衣被要煮沸或日晒消毒，2 周后如果仍痒或发现疥虫，应再按上述方法治疗，多数患者均可收效。疥疮结节可采用液氮冷冻治疗或皮质激素或焦油凝胶外涂治疗。

本病一般不需内服药物，若继发感染者，宜清热疏风利湿，用消风散合黄连解毒汤加减或清热除湿汤口服。若皮肤瘙痒剧烈，可酌情给予抗组胺剂，如氯苯那敏（扑尔敏）、西替利嗪等。

03 疥疮的预防调护需要注意什么

本病特别需要注意预防，包括注意个人卫生，勤洗澡、勤换衣；不与患病者同居，患者衣物应煮沸消毒或在阳光下暴晒；若集体或家庭中有多人感染，应同时接受治疗。

冻疮

01 ▶ 冻疮、冻伤及其临床表现

冻疮是长期暴露于寒冷环境中而引起的局限性红斑炎症性皮肤损伤。为冬季常见病，患者多具冻疮体质。到春季转暖后自愈，但转年冬季易复发。冻伤是指机体暴露于低温环境所致的全身性或局部性急性冻结性损伤，多见于寒冷地区。二者总的来说表现为皮损严重程度的不同，冻疮较轻，而冻伤较重。

引起冻伤的主要病因是人体长时间暴露于 0℃以下环境中，老人和幼儿的热调节反应能力较差，易患此病。冻伤多发生于末梢血循环较差的部位和暴露部位，手足、鼻、耳郭、面颊等处。患部皮肤苍白、冰冷、疼痛和麻木，复温后局部表现和烧伤相似，按其损伤深度和严重程度，可分为四度。

Ⅰ度冻伤：为皮肤浅层冻伤。皮损为苍白色，红肿、痒、刺痛和感觉异常，愈后不留瘢痕。

Ⅱ度冻伤：为全层皮肤冻伤。皮损红肿、痒、灼痛、水疱，局部有持久的僵硬和痛感，但不遗留瘢痕和发生痉挛。

Ⅲ度冻伤：为皮肤全层及皮下组织冻伤。皮肤由苍白渐为蓝色、黑色。皮肤感觉消失，冻伤周围组织出现水肿和水疱，伴较剧烈的疼痛和灼痒。易继发感染。愈合缓慢，愈后遗留瘢痕，并可影响功能。

Ⅳ度冻伤：伤及皮肤、皮下组织、肌肉，甚至骨骼。受伤部位的感觉和运动功能完全消失。患处呈暗灰色，可出现水肿和水疱。2～3周内出现明显的坏死分界线，可见干性坏疽，偶见湿性坏疽。可留下伤残和功能障碍。当体温降至26℃以下时，可发生心室颤动，最后心跳、呼吸停止。

冻疮皮损较轻，寒冷是发病的主要原因。典型皮损为局限性蚕豆大小水肿性斑块或硬结，分界不清，中央青紫色，表面紧张光亮，触之冰凉，压之褪色，去压后恢复较慢。重者肿胀加剧，表面可形成水疱，疱破可形成糜烂或溃疡。多对称发生于四肢远端。以手指、手背、足缘、足跟、面颊、耳郭等处多见，好发于儿童和青年女性。自觉有痒感、烧灼感、肿胀感。受热后加剧，有糜烂或溃疡者自觉疼痛，冬季发病，天暖自愈。冻疮病程迁延，常每年反复，入冬加重。

02 ▶ 中医如何治疗冻疮

如果冻伤症状较重，首先应快速复温，将受冻部位浸泡在

38～42℃的水中，直至组织红润柔软为止，常需30～60分钟。当皮肤颜色和感觉恢复后，应立即擦干并换上温暖衣物，严禁火烤和雪擦。在无菌操作下，保持创面的干燥。受伤肢体应抬高，制动，从而有利于血液循环和免于加重组织损伤。Ⅰ度、Ⅱ度冻伤应局部涂擦有充血作用的软膏，用消毒敷料包扎和保温。有水疱者可于无菌条件下抽干疱液后再用消毒敷料包扎保暖。有感染的创面应按一般外科原则处理。Ⅲ度、Ⅳ度冻伤应待坏死组织分界清楚后再行外科切除，必要时应做植皮手术加速创口愈合。对冻伤后遗症可采用针灸、各种物理疗法或交感神经封闭疗法等，同时对Ⅲ度、Ⅳ度冻伤加强全身支持疗法。

冻疮中药疗效较好，中医认为本病系阳气不达，复感寒冷侵袭，气血运行不畅，经脉阻隔、气血凝滞肌肤。辨证为阳气不达，寒冷侵袭，气血凝滞。治法为温经散寒、活血通络。常用当归四逆汤或阳和汤治疗。冻疮未破者可用茄子秆、辣椒秆或祁艾、冬瓜皮、桂皮各10g水煎热泡，每日1～2次，每次30分钟。冻疮已破者可用中药紫色疽疮膏、化毒散软膏。

冻疮与冻伤患者均需加强锻炼与营养，增强体质，促进血液循环，提高机体对寒冷的适应性，寒冷季节应注意局部保暖，手套、鞋袜不宜过紧，受冻部位不宜立即烘烤及用热水浸泡；易受冷部位擦凡士林或其他油脂类，以保护皮肤。常进行局部按摩及温水浴，以改善血循环。中成药有附子理中丸、小建中颗粒、人参养荣丸等温补气血之品。

多形性日光疹

01 什么是多形性日光疹

多形性日光疹为日晒后发生的多形性光感性皮肤疾患。本病可能系光线照射诱发的光合产物的细胞免疫反应所致，遗传、内分泌和年龄等因素对致病亦有一定影响。本病与其他光敏性疾病可部分重叠，如日光性痒疹和慢性光化性皮炎。好发于春夏季节，以青年男女、儿童多见，常反复发作。中医相当于"日晒疮"。

本病因禀赋不耐，腠理不密，日光暴晒所致。由于禀赋不耐，腠理失去其致密防卫之功，以致不能耐受阳光照晒，毒热之邪郁于肌肤，不得外泄而发病。

西医认为本病的发生与日光照射有最直接的关系，引起本病的作用光谱常为中波紫外线，发生机制为光毒性反应和光线照射诱发的光代谢物产生的细胞免疫反应。多发于暴露部位的皮肤，如颜面（尤其是额部、颧部及耳部、颈部）、颈前三角区、手背、前臂等处，穿短裙的女性亦可发于小腿、足背，严重者可发于躯干等被遮盖部位处。皮疹呈多形性，有红斑、丘疹、斑丘疹、水疱、丘疱疹、结节等，或呈湿疹样改变，起浸润性斑片或呈苔藓化，亦有破溃、抓痕、血痂等，重者可化脓、坏死，愈后留下浅表性瘢痕。自觉瘙痒、灼热、刺痛。

02 多形性日光疹的要点是什么

赵炳南教授认为本病因禀赋不耐，皮肤腠理不密，复受风热之邪，热不得外泄，郁于肌肤而成。辨为湿热内蕴，复感阳毒，治以凉血解毒，清热除湿。方用清热除湿汤加减。外用清凉膏或涂甘草油后扑止痒粉。

痱子

01 什么是痱子

痱子，是夏季常见病，以儿童发病居多。在临床上有白痱、红痱、黄痱3种。

白痱：又称白色粟粒疹，常见于体弱、高热、大量出汗者。皮疹表现为颈部、躯干等多数非炎症性针头大小半透明的壁薄、浅在性水疱，内容物清澈，周围无红晕，疱壁易破，或自行吸收而出现轻度脱屑，一般无自觉症状。

红痱：又称红色粟粒疹，最为常见。多见于小儿胸背、颈、腋下、腘窝、臀部、头面及妇女乳房下皱褶处等。表现为针头大丘疹或丘疱疹，周围绕有红晕，密集分布，自觉轻度烧灼或刺痒。

皮疹因天气转凉可自行消退，退后有轻度脱屑。

黄痱：又称脓痱，多见于小儿皮肤皱褶处和头部，于痱子顶端有针头大小的浅表性小脓疱。

中医认为本病主要是由夏日蕴湿，复感暑邪，暑湿交阻，汗泄不畅，熏蒸肌肤，闭阻毛窍而成。其中白痱多因腠理不密，玄府失固，外受湿热之邪；暑热蕴蒸，闭郁肌肤；或湿热内存，外受热扰，内外相引，留恋气分，蕴蒸肌表，因而发病。红痱多因盛夏湿热蕴蒸，阻遏腠理，闭塞毛窍，汗出不畅，怫郁肌肤腠理而发病。黄痱多因红痱搔抓引起感染，发生成簇脓疱或生小疖，成为痱毒，或者继发脓疱疮、毛囊炎或疖肿。

西医认为因夏季炎热，高温环境使人体出汗过多，汗孔阻塞，汗液潴留汗管内，引起汗管周围及汗腺管口发生急性炎症，婴幼儿汗腺及汗管功能不健全，尤易患病。

02 ▶ 痱子应如何预防及护理

痱子重在防护，要做到居室保持通风，小儿睡眠及活动应在阴凉之处，避免日晒。衣着宜宽大透气，勤给小儿洗澡和更衣。洗澡后外扑爽身粉或六一散，尤其注意额、颈、胸、背、腋窝及皮肤皱褶处。小儿睡觉时出汗较多，应及时擦干，并经常为小儿翻身，以利汗液蒸发。盛夏闷热之时，不要经常把小儿抱在怀里或背在背上。夏季还应注意多给小儿饮凉白开水、淡果汁、蔬菜汤等，以补充因出汗多而失去的水分。要勤换衣被、枕巾、枕套等小儿贴身衣物以防感染。

痱子一旦被抓破会继发感染导致痱毒，甚至出现全身不适、发热等症状。此时要及时就医，在医生指导下用药，不要自己随意处理。饮食方面可做薄荷粥及冬瓜饮服用。

薄荷粥：取新鲜薄荷 30g，加水煎汁候冷，另用粳米 30 ~ 100g 煮粥，待粥将好时，加入冰糖适量和薄荷汁，再煮沸 1 ~ 2 分钟即可，午后凉服。

冬瓜饮：取冬瓜 150 ~ 300g，加水适量，小火浓煮直至瓜熟，再放白糖少许，连汤带瓜食用，每日 1 ~ 2 次。

手足皲裂

01 什么是手足皲裂

本病是由于各种原因导致的手足皮肤干燥并形成裂隙。掌跖皮肤角化增厚、缺乏皮脂腺、干燥、摩擦、酸碱物质、有机溶媒等因素皆可诱发。本病可与手足癣、鱼鳞病、掌跖角化病和手足湿疹伴发。秋冬多见，好发于工人、农民、家庭妇女等成年人。中医称为"皲裂疮""裂口疮""干裂疮"等。

中医认为本病多因外感风邪、寒邪、燥邪。外邪痹阻阳气，瘀滞营卫气血运行，血遇寒则凝，故热肌骤遇寒冷，致血脉凝滞，气血不和，肤失濡养；风为阳邪，燥易伤阴，风燥相逼致血虚风燥，肌肤失养。复因物理、化学因素刺激，而致皲裂。

亦有素体禀赋不足，气血亏虚，不能荣养手足肌肤，或疾病耗损气血，以致血不养肤，气不温肤，卫外不足，血虚化燥，燥胜则干，加之外界因素影响，导致皲裂发生。肌肤不得气血荣养而渐枯燥不荣。又因劳作经常摩擦，或不断牵拉，或冷水久渍，肌肤破伤，而成皲裂。手足皲裂在冬季易发，天气渐暖逐渐痊愈。来冬可再发。

西医学认为本病缘于掌跖皮肤角质层较厚，劳动、行走、经常摩擦、牵拉促使角质层进一步增生变厚，柔韧性及弹性下降，角质层内水分降低。当人运动时手足极易发生皲裂，加之掌跖皮肤无毛囊及皮脂腺，缺乏皮脂的保护、滋润，若在工作、生活中又接触脂溶性、吸水性或碱性物质，则会使皮肤干燥、皲裂。某些皮肤病，如手足癣、手足湿疹、鱼鳞病、掌跖角皮病等，也可出现角化过度而致皮肤干燥皲裂。其中，老年人尤易发生手足皲裂，其原因有三：首次为老年人皮肤增厚，缺乏弹性；其次，老年人的皮脂腺萎缩，脂肪分泌减少，皮肤干燥较易脆裂；最后，老年人行动迟缓，且外牵引力大，易使皮肤裂纹张大。

02 手足皲裂的调护需要注意什么

手足皲裂患者应注意：加强双手的防护，宜少用碱性大的肥皂洗手。每逢冬季常用温水浸泡手足，擦干后外擦护手油或防裂油。对同时并存的鹅掌风、脚湿气、湿疮和鱼鳞病等进行治疗。如因职业引起皲裂，应加强劳动保护，劳动时注意保温、防寒。尽量避免手足直接接触有毒物品、油垢等。

接触性皮炎

01 什么是接触性皮炎

接触性皮炎是一种变态反应性疾病。为皮肤或黏膜接触某些外界刺激物质或变应原发生的炎症反应。基本皮损为红斑、肿胀、丘疹、水疱，甚至大疱。其发病原因分为刺激性和变态反应性两种。

刺激性：具有强刺激性物质，任何人接触其一定浓度和一定时间后均可发生皮炎，如强碱、强酸等；如家庭妇女长期接触肥皂、洗涤剂所致的手部皮炎。

变态反应性：接触物基本上是无刺激的，少数人在接触该物质致敏后，再接触该物质，经12～48小时在接触部位及其附近发生皮炎。此类物质很多，主要有动物性、植物性、化学性三种。

动物性：动物的毒素；昆虫的毒毛，如斑蝥、毛虫等。

植物性：一些植物的叶、茎、花、果等，常见的有漆树、荨麻、除虫菊、猫耳草等。

化学性：是接触性皮炎的主要病因，主要有金属及其制品、化妆品、杀虫剂、除臭剂和各种化工原料等。变态反应性接触性皮炎的发病机制属于第Ⅳ型迟发型变态反应。

02 ▶ 接触性皮炎的诊治要点是什么

有刺激物接触史。经一定潜伏期发病，如接触原发性刺激物，接触后数分钟至数小时内发病，如为弱刺激物，亦可在几天或几周后发病。如为变应原，初次接触4日后，再次暴露，在24小时内发病。

接触性皮炎的损害形态、范围和严重度，取决于刺激物的性质、浓度、接触方式、部位、时间和患者的敏感性。

损害发生于接触部位，如患者敏感度较高可扩展到身体其他部位。

皮损从轻度的红斑、丘疹、水疱、大疱，至坏死性溃疡均可发生，边缘清楚。但在组织疏松处，如眼睑、包皮等处水肿明显，边界不清。有痒和烧灼感，重则有疼痛感。病程有自限性。

本病治疗参照湿疹，治疗之前必须彻底清除致敏物质，并避免再次接触同类物质。

特应性皮炎

01 什么是特应性皮炎

特应性皮炎又称异位性皮炎、遗传过敏性皮炎，是一种与遗传过敏性体质有关的变态反应性皮肤病，具有易罹患哮喘、过敏性鼻炎、湿疹的家族性倾向。实验室检查常发现对异种蛋白过敏、血 IgE 增高、血嗜酸性粒细胞增多等异常。根据疾病发展的不同阶段中医有不同的命名，婴幼儿期称为"胎敛疮""奶癣"，儿童期、成人期则称为"四弯风""湿疹"。

特应性皮炎的发病涉及先天、后天两方面的因素。

首先在先天方面，由于孕育时期，母亲过食肥甘及辛辣油炸之品，致湿热内生；或七情内伤，五志化火，灼伤阴液，移热于胎儿，导致胎儿先天阴虚血热，湿热内盛，是为本病的原因。

其次在后天方面，婴儿常见于因喂养不当而致脾胃虚弱者，脾失健运，湿从内生，湿蕴日久伤津耗血，血虚生风反而化燥，肌肤失养，失去濡润而发病。在儿童则常因饮食失节，过食生冷或暴饮暴食或过食辛辣油腻、肥甘厚味，脾失运化，湿热内生，外发肌肤诱发该病。少年、成年则常因思虑忧愁、所求不遂、情感挫折等，导致心火内生、肝胆火盛而发病。同时由于季节环境因素，四时不正之气侵袭，外感六淫，尤其外感湿热而发病。以上常成为本病的诱因。

总之，本病总属先天禀赋不足，阴虚内热，湿热内生；或为饮食所伤，或感风湿热邪，或因情志化火，导致邪气由肌肤腠理透发而成。本病易反复发作，缠绵不愈，日久导致脾虚血燥或血虚风燥，肌肤失养。总与脾、心、肝关系密切，湿、风、热、瘀为主要表现，脾虚湿热贯穿始终。

02 我科赵炳南、张志礼教授如何认识特应性皮炎

现代中医对此病亦多有论述，大多认为是先天或后天不足致脾虚湿生，郁久化热，脾虚胃热，日久伤阴化燥而致。

赵炳南教授称之为"顽湿"，认为多因禀性不耐，脾失健运，湿热内生，感受风湿热邪，郁于腠理而发病，由于反复发作，缠

绵不已，致使脾虚血燥，肌肤失养。

张志礼教授认为此病发生与遗传体质、免疫异常有关，从中医理论看，主要由于先天禀赋不足，母体遗热于胎儿，或后天饮食失调致使脾虚，湿由内生，湿滞日久化热，造成脾虚胃热，又外感风湿，热邪郁于皮肤腠理而发病。所以脾虚胃热，食滞不化为本病之本，风湿热邪是本病之标。在治疗上强调脾胃功能根据"脾欲缓，急食甘以缓之、脾苦湿，急食苦以燥之"的理论，采用健脾消导治其本，清热除湿解毒治其标。对久病不愈的成人及儿童，强调久病缠绵，脾虚血燥，在健脾消导基础上辅以养血润肤之品。具体为：①婴儿期多表现为湿热型，治以醒脾消导，清热除湿；②少儿期久病脾虚，用药切忌大苦大寒以免伤其阳，致使虚其虚；③少年期、成人期多表现为脾虚血燥型，治以健脾除湿消导，养血润肤止痒，同时应想到婴幼儿为纯阳之体，用药切忌大热大补之品，以免热其热。

03 特应性皮炎如何治疗

由于本病于婴儿期、儿童期、成人期皮损表现不同，所以各期辨证疗法亦不同。

婴儿期临床表现为红斑、水疱、糜烂，自觉瘙痒，皮疹常累及面颊、四肢，伴小便短赤，大便干。舌质红，苔黄腻，脉弦数或弦滑。辨证属胎毒、湿热，即湿热内蕴型。治疗宜清热利湿，祛风止痒。方选疏风导赤散或荆防汤加减。

儿童期多由婴儿期延续而来，也有少数不经过婴儿期直接发病。皮疹累及四肢伸侧或屈侧，常在肘窝、腘窝处，伴消化不良、大便稀溏。舌质淡，苔白或白腻，脉缓。证属血热风燥，脾虚湿盛。治以疏风清热，健脾除湿。方用健脾除湿汤加减或除湿胃苓汤加减。

成人期多表现为反复发作，皮肤肥厚、粗糙、干燥，脱屑瘙痒；有显著苔藓样改变；类似神经性皮炎的表现；伴口干，舌质红或淡，苔少，脉沉细或细弱。辨证属血虚风燥。治疗以养血润肤，祛风止痒为主。方选养血润肤汤或桃红四物汤加减。

中成药方面：婴儿期表现为湿热重，可予小儿健肤合剂、龙胆泻肝丸、导赤丹以清热利湿。儿童期可予除湿丸、湿毒清胶囊、肤痒冲剂、皮肤病血毒丸、小儿香橘丹、健脾益气合剂等以清热健脾除湿。成人期可予除湿丸、湿毒清胶囊、复方秦艽丸、四物合剂、八珍冲剂、参苓白术丸、润肤丸、养阴清肺膏、薯蓣丸等养血熄风，润肤止痒。

丘疹性荨麻疹

01 什么是丘疹性荨麻疹

丘疹性荨麻疹，是婴幼儿常见的过敏性皮肤病。也见于成人。临床表现为皮肤突然发生的红色风团样斑块，中央有小丘疹或小水疱，瘙痒剧烈。好发于四肢伸侧、腹腰、臀等部位。夏秋季多发。多因昆虫叮咬、胃肠功能障碍而发病。

02 丘疹性荨麻疹的防护要点是什么

丘疹性荨麻疹多发于夏秋季节，发病与湿热虫毒侵袭皮肤有密切关系。部分患者是在夏初睡了凉席后出疹，这类患者的皮疹多分布在双上肢伸侧和肩背部。部分患者是因居住地比较潮湿或家中喂养了猫、狗等动物而发病，这部分患者的皮疹多在腰围和双下肢。除了治疗外，还应注意消除诱因，搞好住宿环境卫生，消灭家中动物身上和草席、竹席、藤席上的螨、蠓、臭虫、跳蚤、虱等有害昆虫。此外，应避免蚊虫叮咬，忌食辛辣酒酪、鱼腥海味；保持患处清洁，避免搔抓破损，以防染毒成脓。

湿疹

01 ▶ 特应性皮炎和湿疹有什么不同

特应性皮炎和湿疹都可以起红斑伴有瘙痒，但特应性皮炎有更多的特应性（如家族遗传过敏史、个人过敏性疾病史如过敏性鼻炎，特异的皮损表现如好发于四肢伸侧，皮肤整体干燥皮肤屏障不好等），在过去还称为特应性湿疹。后来为了和湿疹区分出来，专家逐渐统一为特应性皮炎。而湿疹一般先经历急性期，再到慢性期，急性期期多有渗出倾向，和特应性皮炎也不能完全对等。现在老百姓更常说的是湿疹，但在医生接诊时会了解一下患者的过敏史和家族遗传史，有这些倾向的现在归为特应性皮炎。

02 ▶ 湿疹的病因病机是什么

湿疹的发生涉及先天及后天因素。

先天禀赋不耐为先天因素，包括两种情况：一种与遗传有关，就是所谓的过敏体质，由于先天禀赋特殊，对某些特殊物质过度敏感，一经接触、食入立即触发本病，此种情况较难预测；另一种是其人素体脾胃虚弱，脾失健运，湿气偏盛，易患本病。

后天因素分为内因、外因、不内外因。

内因：伤于饮食者，最常见的是由于饮食不节，过食辛辣肥甘厚味及荤腥动风之品，最常见的是过食、频食酒肉、鱼、虾、蟹、蛋等荤腥动风之物损伤脾胃，脾失健运，湿从内生，而发为本病；伤于七情者，如长期精神紧张，导致肝郁不疏，日久则肝病传脾，导致脾失健运，发为本病。

外因：包括六淫，常与暑、湿、火有关，夏天暑湿盛，湿疹多发。内有湿邪之人，外感火热之邪，湿热相搏，易发病，如慢性感染病灶（慢性胆囊炎、扁桃体炎、小肠寄生虫病等）。

不内外因：包括吸入天花粉，尘螨，接触动物皮毛、各种化学物质（如化妆品、肥皂、合成纤维等）。

本病的发病是内因和外因两方面的因素共同作用的结果。是由于先天禀赋不耐，或因饮食失节、嗜酒或过食辛辣刺激腥发动风之品，伤及脾胃，脾失健运，致使湿热内蕴，又外感风湿热邪，内外两邪相搏，充于腠理，浸淫肌肤，发为本病；或因身体虚弱，脾为湿困，肌肤失养；或因湿热蕴久，耗伤阴血，化燥生风，而致血虚风燥，肌肤甲错。

03 ▶ 赵炳南、张志礼教授如何认识湿疹

现代中医学将本病症概括为"湿疮"。常见瘙痒性皮肤病，

因发病部位不同而有不同名称，如"浸淫疮""血风疮""旋耳疮""湿毒疮""瘑疮""绣球风""乳头风"等。无论名称及病因如何，临床研究均以"湿疮"命名。湿疮皮疹呈多种形态，发无定位，常对称分布，以头、面、四肢远端、阴囊等处多见，可泛发全身。与西医的湿疹相对应，也分为急性、亚急性、慢性。急性湿疮可发展成亚急性或慢性湿疮，时轻时重，反复不愈。湿疮的中医辨证论治，分为湿热浸淫证、脾虚湿蕴证、血虚风燥证三个证型。

赵炳南教授强调本病虽形于外而发于内，内外湿热之邪相互搏结是本病的基本病理。辨证上分为热盛型和湿盛型两类。热盛型以清热除湿汤治疗，湿盛型以除湿止痒汤治疗。

张志礼教授将本病分为四型：湿热并重型、脾虚湿盛型、血虚风燥型和胃肠积滞型。在治疗慢性湿疹时，特别注意对脾胃的调理。

04 ▶ 治疗湿疹的中医非药物疗法有哪些

（1）食疗

赤豆米仁汤：赤小豆、米仁各30g，煮熟烂，加糖适量，日服2次，小儿可减量或仅喝汤，可吃一段时间。

绿豆百合汤：绿豆、百合干各30g煮汤吃，加糖适量服食，日服2次，可吃一段时间。

米仁荸荠汤：生米仁5g，荸荠10枚去皮切片，加水煮服，每日1次，连服10天。

鲜地瓜泥：鲜地瓜60g去皮挤汁，并将渣捣烂如泥状，加醋适量调匀，敷患处，汁可饮服，连用5~7天。

龙井茶：龙井茶6g，沸水泡至50mL，加糖少许，婴儿可每日分次喂服，连喂1~2周。

鲜芦根汁：鲜芦根100g挤汁，每日数次喂服，连喂1周左右，可治婴幼儿湿疹。

绿豆甘草汤：绿豆60g、甘草5g煮汤，吃绿豆喝汤，小儿量减半。

（2）针灸治疗

治则：湿热浸淫者清热化湿，只针不灸，用泻法；脾虚湿蕴者健脾利湿，针灸并用，用补法；血虚风燥者养血润燥，以针刺为主，平补平泻。

针刺：常以皮损局部和足太阴经腧穴为主，如曲池、足三里、三阴交、阴陵泉、皮损局部。其中曲池为手阳明经的合穴，既能清肌肤湿气，又可化胃肠湿热；足三里既能健脾化湿，又能补益气血，标本兼顾；三阴交、阴陵泉运脾化湿，除肌肤之湿热；皮损局部疏调局部经络之气，祛风止痒。湿热浸淫加脾俞、水道、肺俞清热利湿；脾虚湿蕴加太白、脾俞、胃俞健脾利湿；血虚风燥加膈俞、肝俞、血海养血润燥；痒甚而失眠者加风池、安眠、百会、四神聪等。还可以应用皮肤针：轻叩夹脊穴及足太阳经第一侧线，以皮肤红晕为度，每日1次。或用耳针：急性湿疹取肺、神门、肾上腺、耳背静脉；慢性湿疹加肝、皮质下。耳背静脉点刺出血，余穴均用毫针刺法，快速捻转，留针1～2小时。

（3）推拿治疗

推拿治疗常用于小儿湿疹，步骤如下：用拇指推脾经、肺经、心经、肾经、天河水各100次。用拇指点揉血海、阴陵泉、三阴交各2分钟。用拇指点揉足三里、丰隆穴各2分钟。用拇指点压曲池、合谷各2分钟。每次反复操作2遍，每日2次。

05 ▶ 中医治疗本病有哪些关键问题

本病内外治相结合最为重要。治疗关键是围绕一个湿字，无论哪一型的病机都离不开湿字。

内治方面，除湿贯穿始终，关键是以辨别湿为主还是热为主。在急性期，热重于湿，以清热除湿为主；亚急性期，湿重于热，兼有脾虚，应健脾除湿；慢性期，湿邪耗血伤阴化燥生风，应健脾燥湿，养血润肤。

外治方面，剂型的选择是关键，湿疹外治一定要依据病情选择适合的剂型，否则适得其反。其原则有三：红斑丘疹无渗出者，外用粉剂或散剂；糜烂渗出者，首先以水剂冷湿敷，然后以植物油调散外用；慢性湿疹皮损肥厚，外用膏剂或油膏。

具体来说，急性期渗出明显者，可以用 3% 硼酸溶液或生理盐水冷敷，或用马齿苋煮水，冷却到 20℃后再敷局部；接下来再用糊剂，可以用油将祛湿的中药粉调成糊，如用甘草油调祛湿散，甚至可以用食用油调制。亚急性期渗出不多者，可以用锌糊敷局部。慢性肥厚的皮疹，可以用皮肤康洗剂兑水浸泡，再涂抹黄连膏或芩柏膏或黑豆馏油软膏。

06 湿疹的预防与调护需要注意什么

（1）预防方面

过敏性体质或有过敏性家族史者，要避免各种外界刺激，如热水烫洗、搔抓、日晒等，尽量避免易致敏和刺激性食物。生活要规律，注意劳逸结合。衣着宜宽松，以减少摩擦刺激，勿使化纤及毛织品直接接触皮肤。

（2）日常生活

剪短指甲，避免搔抓或烫洗患处，以免皮疹泛发加重病情。因晚间瘙痒加重，可于晚睡前半小时服抗过敏药物对症止痒。搽药或换药时，不要用水冲洗皮肤，特别是禁用热水、肥皂水或消毒药水烫洗，可用棉签蘸植物油从内向外擦干净。服用部分抗过敏药物有头晕、嗜睡等不良反应，用药后要注意安全，尤其是司机及高空作业者，在工作期间禁服抗过敏药物。急性期禁用刺激性强的药物，以免加重病情。湿疹患者要注意日常营养和饮食：饮食要清淡，多食水果、蔬菜、豆类及高纤维素类食物，避免易致敏和刺激性食物，如鱼、虾、辣椒、浓茶、咖啡、酒类等。

药疹

01 引起药疹的主要原因是什么

药疹，是指药物通过口服、注射、皮肤黏膜用药等途径，进入人体所引起的皮肤黏膜急性炎症反应，又称药物性皮炎，中医称为药毒。

西医认为其发病机制分为免疫性和非免疫性两种，免疫反应包括全部Ⅰ型、Ⅱ型、Ⅲ型、Ⅳ型变态反应。引起药疹的药物较多，随着新药不断增加，种类也有增多，任何一种药物在一定条件下都有引起药物性皮炎的可能，有以下几类常见的治疗药物。

抗生素类：如青霉素、氨苄西林、链霉素、头孢菌素、庆大霉素等。

磺胺类：如磺胺噻唑、长效磺胺、复方磺胺甲基异恶唑、呋喃唑酮、磺胺增效剂等。

解热镇痛类：如氨基比林、安乃近、阿司匹林、吲哚美辛（消炎痛）、索米痛片（去痛片）、保泰松等。

镇静、催眠药与抗癫痫药：如甲丙氨酯（眠尔通）、卡马西平、氯丙嗪、苯巴比妥、苯妥英钠等。

异种血清制剂及疫苗：如破伤风抗毒素、蛇毒血清、狂犬病疫苗等。

02 中药引起药疹的情况如何

由于中药是多种化学成分构成的混合体，所以也有可能引起药物过敏反应。

近年来报道中药引起的不良反应事件较多。其中包括：

（1）中成药

主要有双黄连（包括注射剂、口服液）、穿琥宁注射液、三七（包括注射剂、片剂）、鱼腥草注射液、猴菇菌片、板蓝根（包括注射剂、颗粒剂）、复方丹参（包括注射剂、片剂）、清开灵注射液、六神丸、葛根素注射液、正天丸、正清风痛宁片、复方甘草片、牛黄解毒丸、天麻片、感冒清片、刺五加注射液、黄芪注射液、妇科千金片、复方芦荟胶囊、鱼肝油丸、川芎嗪注射液、香砂养胃丸、三九胃泰颗粒剂、血栓通、大活络丸、消炎利胆片、洁尔阴洗液、小檗碱片（黄连素）、强力银翘片、红花片、安神补脑液、安神补心丸等多种药物。

（2）中草药

如板蓝根、大青叶、穿心莲、鱼腥草、大黄、蟾蜍、地龙、外用含汞的丹药等。

（3）中药注射剂

中药注射剂是诱发药疹的主要剂型，因中药注射剂成分复杂，各成分间相互作用不明，并且许多有效成分本身就是大分子，具有较强的抗原性。静脉用注射剂中某些杂质可作为半抗原，更易诱发药疹。

（4）中药联合用药

中药联合用药者药疹发生率较高，因中成药成分复杂，某些成分易受中、西药酸碱度变化的影响，出现溶解度下降或产生聚合物出现沉淀，使致敏物质增多，诱发药疹。

中成药所致药疹以轻型药疹多见，预后良好。但首次发生药疹即确诊者较少，原因主要为：中成药所致药疹一般较轻，停药后自行减轻，应用常用激素外用制剂有效，不易引起患者重视，就诊率低。某些药疹初发潜伏期较长，医生忽略了对既往用药史的询问。中成药成分复杂且临床联合用药较多，难以明确致敏药物。

中药引起药疹的原因是多方面的，除了人体对特定中药成分过敏以外，不合理的应用、大剂量、长时间、不在辨证论治理论指导下应用、按病用药都是引起中药过敏反应、过量反应、毒性反应等药物损害的重要原因。最典型的是日本的小柴胡汤事件和我国的龙胆泻肝丸事件，前者因不按中医理论盲目长程用药引起。由此可见中药的应用必须在中医理论指导下进行，按病选药是不恰当的。

03 中医如何认识药疹

药疹其本在于部分患者禀赋不耐，同样的药物，不同的人因素体体质的不同，对药物的接受或排斥与否，即可引发或不发生药疹。因而药疹的发生必须具备两个条件：特定的药物作用于特定的人体，才会引起一系列的继发反应。

禀赋不耐，先天胎中遗热，血分蓄浊恶热毒之气，血热内蕴，热毒外达肌表，可发斑疹，此为内因。中药丹石刚剂，西药化学毒药，多属火毒热性之品，辛温燥烈之药，此为外因。内因、外因同时具备，再加以脾胃运化能力的不足，则会出现以下种种表现。

药毒入营，津液内耗。先天禀赋不耐之人，食入禁忌，误食刚剂热药，火毒内攻，内有热邪蕴蓄肌肤，外有火毒内攻，两阳相搏，火势更炽，肌肤可透发斑疹。热盛燔灼阴津，津液内耗，肌肤失养，则见皮肤脱屑如云片。

湿热内盛。则浸淫湿烂，焮肿灼痛；若湿热瘀阻络道，气血瘀滞，则见皮疹暗紫或紫红；如血溢成斑，则紫斑点片相连，皮疹表现为红斑、丘疹、水疱、渗出；严重者毒热入于营血，致气血两燔，壮热、皮疹鲜红、灼热、瘙痒。

风热搏结。风热外袭，郁于肌腠，药毒入营，血热沸腾，热极生风，风热相搏，郁于肌腠而发。

04 药疹患者预防调护的注意事项是什么

（1）对药物的应用应严格控制

必须根据适应证来决定，尽可能减少药物品种，杜绝滥用药物，减少药物变态反应发生的机会，即使发生也易于确定致敏药物种类，以便于更换或停用。

（2）用药前详细询问过敏史

避免使用已知过敏或结构相似的药物，用易发生过敏的药物时按要求做过敏试验并严密观察反应结果，阳性者禁止使用。注意填写药物禁忌卡。对已知过敏的药物，应记载于门诊病历上，避免再次使用。

（3）注意观察药疹的前驱症状

凡在用药过程中出现原因不明的皮肤瘙痒、红斑、发热等反应时，应想到是否为药物过敏的早期症状，并立即停药。注意有无"警告性症状"出现，及时发现药毒的早期症状，及时停药。

（4）主动告知过敏史

明显家族史及个人变态反应性疾病的患者应主动告诉医生，以便在使用药物时慎重选择，避免药疹的发生。

（5）合理用药

了解药物的适应证、禁忌证和毒性反应。对青霉素、血清等药应做皮试。

（6）不滥用药物

树立"没有任何一种药物是安全"的观念，不滥用药物，尽量减少用药品种以减少过敏机会，用药前详细询问患者及家族过敏史。避免使用结构类似的药物。

（7）加强对药毒皮损的护理，防止继发感染，避用水洗或搔抓

（8）多饮温开水，忌食鱼腥虾蟹和辛辣发物

（9）注意休息，合理饮食

病情处于恢复期的患者，仍需注意休息，饮食要清淡，多食新鲜蔬菜水果等富于营养的食物。有异种蛋白过敏者忌食鱼、虾等海产品及辛辣刺激性食物。

荨麻疹

01 中医关于荨麻疹有何认识

中医称荨麻疹为瘾疹,俗称风疹块,是以局部或全身出风团、瘙痒为特征的变态反应性皮肤病。风、寒、暑、湿、燥、火六淫之气均可促使禀赋不耐之人发生荨麻疹,其中以风、寒、湿三邪最为常见。所以荨麻疹的主要表现是风团和瘙痒。

临床中内生六淫邪气比外来六淫导致荨麻疹的机会更多,其最常见者如妇女产后血虚生风,壮年人急躁气恼,肝火生风;脾胃虚弱,略进寒凉,水停为湿等。如果禀赋不耐,而又脾胃不足,则过食膏脂厚味或鱼腥海鲜,伤及肠胃、脾失健运,往往导致湿热毒内蕴、外发肌肤而诱发风团、瘙痒。而七情内伤,五志化火生风也是诱发本病的常见因素。有人精神紧张会发生血管性水肿、有人因焦虑抑郁引起肝脾不和,或肝火、肝风亦可引发荨麻疹。

对于素体虚弱之人,一方面,营卫不固,腠理疏松,易感受外邪而发病;另一方面,阴血不足,化燥生风,亦可诱发本病。虚证少见纯阴虚或纯阳虚者,本病虚证患者中也有寒有热、有阴有阳,所以治疗往往需要兼顾阴阳寒热等多方面问题。

02 荨麻疹的发病原因有哪些

中医认为荨麻疹的发病是由于素体禀赋不耐，外加六淫之气的侵袭，或饮食不慎、七情内伤、气血脏腑功能失调所致。一般急性荨麻疹多为实证，慢性荨麻疹多为虚证或虚实夹杂。禀赋不耐是发病的内因，在第一次发病之前具有不可预测性，但若其家人禀赋不耐，则其人较容易感受外邪侵袭或者过敏。

西医认为本病病因复杂，食物、药品、感染、理化因素、动植物因素、精神性因素、全身疾病及遗传等因素均与本病发病有关。发病机制主要有免疫与非免疫两大类，与免疫有关的荨麻疹主要是由 I 型变态反应引起，少数则由 II 型或 III 型变态反应所致；非免疫机制的荨麻疹则为刺激因子，如某些药物、食物、物理因子、化学物质、酶类及组织损伤等亦能直接作用于肥大细胞、嗜碱性粒细胞，使其释放组胺等血管活性物质，从而引起荨麻疹。

食物以鱼、虾、蟹、蛋类最常见，其次是某些肉类和植物性食品，如草莓、可可、番茄或大蒜等调味品。有的食物引起的荨麻疹属于变态反应性，但有的不新鲜食品腐败分解为多肽类，碱性多肽是组胺释放物，蛋白食品在彻底消化之前，以胨或多肽形式被吸收，可引起荨麻疹。

许多药物易引起机体的变态反应进而导致本病，常见的有青霉素、血清制剂、疫苗、呋喃唑酮、磺胺等。也有些药物为组胺释放物，如阿司匹林、吗啡、可待因、奎宁、肼屈嗪等。

感染因素包括病毒、细菌、真菌、寄生虫等。最常见的是引起上呼吸道感染的病毒和金黄色葡萄球菌，其次是肝炎病毒。慢性感染病灶，如鼻窦炎、扁桃体炎、慢性中耳炎等与荨麻疹发病的关系，不易简单地确定，须经治疗试验才能证实。

物理因素如冷、热、日光、摩擦及压力等物理性刺激。

动物及植物因素如昆虫叮咬、荨麻刺激或吸入动物皮屑、羽毛及天花粉等。

精神因素如精神紧张可引起乙酰胆碱释放。

内脏和全身性疾病如风湿热、类风湿性关节炎、系统性红斑狼疮、恶性肿瘤、传染性单核细胞增多症、代谢障碍、内分泌紊乱等，也可成为荨麻疹尤其是慢性荨麻疹的病因。

03 荨麻疹的临床表现有哪些

15%～20%的人一生中至少发生过一次荨麻疹。荨麻疹的主要临床表现是风团。荨麻疹根据病程，一般分为急性和慢性两种，前者在短期内能痊愈，后者则反复发作达6周以上，甚至迁延数十年。

急性荨麻疹起病较急，皮肤突然发痒，很快出现风团，扁平隆起，形状不一，可呈圆形、椭圆形或不规则形；颜色为红色或正常皮色，当广泛地渗出压迫毛细血管致局部贫血时，风团呈现苍白色，水肿明显时皮表毛孔显著，如橘皮样；风团大小不一，有时全身泛发，有时局限发作；风团通常持续数分钟或数小时后水肿减轻，变为红斑而逐渐消失，但新的皮疹陆续出现，此起彼伏。自觉症状主要是剧痒，少数患者感觉有灼热或刺痛感。

急性荨麻疹的病程一般持续数天即可自行缓解，但累及呼吸道或消化道黏膜及平滑肌时，可出现恶心、呕吐、腹痛、腹泻，类似急腹症的症状，病情重者可伴有心悸、烦躁、恶心、呕吐，甚至有血压降低等过敏性休克样症状。过敏性休克的表现与程度，依机体反应性、抗原进入量及途径等而有很大差别，通常突然发生且很剧烈，若不及时处理，常可危及生命。

部分荨麻疹患者可因胃肠黏膜水肿出现腹痛，剧烈时颇似急腹症，亦可发生腹泻，出现里急后重及黏液稀便。累及气管、喉黏膜时，出现呼吸困难，甚至窒息。若伴有高热、寒战、脉促等全身中毒症状，应特别警惕有无严重感染（如败血症等）可能。

急性荨麻疹发病急，经治疗或脱离诱因，可在数日内痊愈，多数能找到病因，如食物、药物等。慢性荨麻疹病程为 6 ~ 12 周。风团反复发作。80% ~ 90% 的患者找不到病因，治疗较困难。有些患者病程长达数月、数年，甚至数十年，皮损可以是周期性加重、季节性加重或在特定情况下加重，也可以是每天不断，日日发作。在一天里皮疹时轻时重，多数在傍晚或夜间加重，瘙痒剧烈，但一般无明显的全身症状。

04 常见特殊类型荨麻疹有哪几种

人工性荨麻疹。又称皮肤划痕症，多在用手搔抓或用钝器划过皮肤后，局部出现相应形状风团，不久可消退，划痕试验阳性。它可单独发生或与普通的荨麻疹伴发，有时没有瘙痒症状，有症状者，瘙痒往往是定时发作。压迫性荨麻疹与之类似，常由于持久受压引起，常发生在掌跖、臀部、系腰带处等，一般持续8～12小时后消退。

寒冷性荨麻疹。与温度密切相关，包括获得性和家族性两种类型。获得性寒冷性荨麻疹被动转移试验和冰块试验阳性。原发性获得性寒冷性荨麻疹可见于任何年龄，突然发生，常发生于浸入冷水、接触冰冷物体或接触冷空气时，风团多见于外露部位，严重者身体其他部位也可发生风团，剧烈者可在游泳或淋雨时发生头痛、皮肤潮红、低血压、甚至昏厥等类似组胺休克的全身症状。寒冷性荨麻疹可继发于冷球蛋白血症、冷纤维蛋白原血症、冷凝集素综合征、巨球蛋白血症、梅毒、结缔组织病和骨髓恶性肿瘤等疾病。灰黄霉素等药物或传染性单核细胞增多症等感染性疾病可诱发暂时性冷荨麻疹。家族性寒冷性荨麻疹自婴儿期开始发病，常持续终生。受冷后0.5～4小时发生迟发反应，风团不痒而有烧灼感，并伴有发热、关节痛、白细胞增多等全身症状。

胆碱能性荨麻疹。 多在青年时期发病，在遇热、精神紧张、情绪激动和运动后数分钟出现。皮疹为 1 ~ 3mm 大小的风团，分散而不融合，周围有红晕，多在躯干及四肢近端，伴瘙痒。有时仅有剧痒而无皮疹。0.5 ~ 2 小时后消退，有些患者伴消化道症状，如腹痛、腹泻等。偶伴发乙酰胆碱样全身反应，如流涎、头痛、脉缓、瞳孔缩小及痉挛性腹痛、腹泻和哮鸣音。头晕严重者可致晕厥。通常反复发作，数月至数年后可缓解。

急性蛋白过敏性荨麻疹。 多在暴饮暴食，并在饮酒、精神激动后皮肤出现潮红、风团，伴头痛、乏力。病程短，仅持续 1 ~ 2 天。

血管性水肿。 也称巨大荨麻疹，一般分为两型：①获得性血管性水肿，表现为突发的大片暂时性水肿，边缘不清，数小时或 24 小时后消失。好发于皮下组织较疏松的部位，如眼睑、口唇、外生殖器和手足背部，发生在咽喉部者可出现喉头水肿。②遗传性血管性水肿，常在 10 岁前发病，有家族史，发病年龄在各个家庭不同，而在一个家庭中各个个体几乎都相似，常有外伤或感染为先驱表现，突然发生局限性水肿，非凹陷性，不痒，常单发，局限于面部或一个肢体，于 1 ~ 2 天消退。除皮肤外，各种靶器官的黏膜皆可受累，累及消化道可有腹部绞痛、呕吐、腹胀和水样腹泻。上呼吸道不常累及，但有发生喉头或咽喉部水肿导致窒息的危险。偶尔肌肉、膀胱、子宫和肺部等都可发生水肿。也有产生喉头水肿导致窒息的危险。部分患者发病与光照、接触水或与月经周期有关。

05 荨麻疹如何预防与调护

由于荨麻疹是一种反应性皮肤病，因而要注意避免接触过敏物质，注意饮食调理，加强身体抗病能力，在日常生活中应注意以下几点。

生活调理：避免接触可诱发荨麻疹的各种因素，如化学刺激物，吸入物（天花粉、屋尘、动物皮屑、汽油、油漆、杀虫喷雾剂、农药、煤气等）；注意根据气候变化增减衣物，如因冷热刺激而发病者，不宜过分避免刺激源，相反宜逐步接触，渐渐延长时间以求适应；有寄生虫感染者应驱虫治疗；对药物有过敏反应者，应尽量避免使用，若不能避免，可考虑结合抗组胺药物同时使用；注意卫生，避免昆虫叮咬；加强体育锻炼，增强体质。

饮食调理：饮食方面，忌食辛辣酒类，对某些食物特别是蛋白质一类食物，如鱼、虾、蟹、牛肉、牛奶、蘑菇、竹笋及其他海味宜忌食，若曾有过敏者应禁食。临床上荨麻疹药膳疗法通常以祛风、养血活血、补肺、补肾为主。可以用作饮食治疗的药材与食物有蝉蜕、菊花、赤芍、红花、苏叶、乌梅、山楂、木瓜、党参、黄芪、当归、茯苓、山药、莲子、冬虫夏草、蛤蚧、糯米、猪胰、蜂蜜、鹌鹑、羊肉等。

精神调理：荨麻疹患者应尽量避免精神刺激和过度劳累，以免导致荨麻疹的反复发作。平素患者的朋友与家人应尽量开导患者，以免患者产生抑郁情绪。患者亦应注意培养积极向上的人生观、工作上要劳逸结合。

06 慢性荨麻疹症状为何常在夜间加重

由于激素的分泌以晨起最多，而于夜间相对较少，其抑制过敏介质释放的功能减弱，故荨麻疹常于夜间加重。人在睡眠时往往处于迷走神经兴奋、交感神经抑制的状态，而迷走神经支配和作用于支气管平滑肌。迷走神经的兴奋增强，会引起支气管平滑肌的收缩，从而引起支气管平滑肌的痉挛，导致气道狭窄而呼气困难。夜间受吸入过敏因素影响较多，患者的枕头、被子的填充物往往有动物皮毛等碎屑，其携带的颗粒往往可引起过敏。夜间人体功能减弱，血流缓慢，肌肤营养缺乏，故瘙痒夜间较重。夜间人活动量小，受外界干扰较少，对自身变化敏感，故瘙痒较重。夜间的气温相对较低，呼吸道吸入低温的空气，导致支气管平滑肌舒缩功能失调，而使喘憋情况加重。人在夜间睡眠时，胸部机械感受器功能减弱，气道分泌物排出不畅，堵塞或刺激气道可引起喘憋的发作，而且睡眠后气道处于自然或疲劳性松弛状态，痰液坠积，堵塞气道引起喉梗阻。

07 我科陈凯教授关于荨麻疹的预防与调护有何经验

陈凯教授认为对于荨麻疹要重视细节，小处不可随便。对慢性荨麻疹应遵循移、避、忌、替的原则，即"移"出易过敏区，"避"开过敏原，"忌"服易过敏食物，"替"代功能相近的食品及物品。对过敏原不是抗，而要跑。建立抗过敏的"世外桃源"。尝试中医的绿色疗法（充分享受空气、阳光和水，集洗疗、光疗、食疗、中药、针灸、推拿、健身、音乐、心理、娱乐等于一体的吃、喝、玩、乐抗敏法）。治疗的最高境界为主动治疗及中医非中药手段干预（包括内病外治）。

饮食主张多食河产品，少食海产品，不食动物头蹄。在主副食比例搭配上要遵循"三山六水一分田"的原则。海产品为阴中之阳，动物头蹄为"发物"之最。从营养学角度讲，吃离自身远的食品好，生着吃比炒着吃好。但从防止因食物过敏的角度讲，则应反其道而行之：能炖着吃，不煮着吃；能煮着吃，不炒着吃；能炒着吃，不生着吃。要煮得烂烂的再吃。相对其他动物蛋白类的食品，鸡肉比较安全。

内衣着装宜选纯棉、浅色、宽松的。居住环境及居室装修宜简单；吃的用的宜天然。注意避光，避免进食可能导致光敏的药物及食物。水果过敏与天花粉过敏存在一定的对应关系。对天花粉过敏者，吃水果要当心，如在食用前要削皮或将果肉放在淡盐水中浸泡，使致敏成分被破坏分解。重视宿便，正常排便。喝干净水，睡子午觉。重视补水、锁水、保湿，洗淀粉浴。按"湿对湿，干对干"的原则，使用外用药剂型，提倡使用香蜡膏及"三油合剂"。

对慢性荨麻疹患者而言，没有任何一种食物或药物是安全的。饮食要记录，一样一样地试；药物则能口服的不肌内注射，能肌内注射的不静脉推注。

化妆品皮炎

01 ▶ 化妆品皮炎的诊断要点是什么

化妆品皮炎是由于接触油彩、化妆品而引起的一种皮肤炎症性疾病。以颜面部红斑、丘疹、色素沉着、自觉瘙痒为临床特征。多见于经常使用油彩化妆的演员及中青年妇女。

本病好发于颜面部的两颊、两颧、眼周及下颌部位；皮损为密集的针头大小丘疹，甚至出现丘疱疹、水疱或糜烂；亦可为散在的绿豆至黄豆大红色炎性丘疹，伴有黑头粉刺或毛囊炎。皮损反复发作后可出现局限性红褐、青褐或灰褐色色素沉着斑，边缘不清，伴有毛细血管扩张。自觉刺痒及灼痛。一般无全身症状。本病病程有自限性，一般停用化妆品后，处理得当，经 1～2 周可痊愈。但再次接触时可复发。反复发作可转为亚急性皮炎或慢性皮炎。

02 用了化妆品容易闷痘怎么办

经常化妆的成年人，如果突然出现不明原因的弥漫性粉刺，且炎症性丘疹并不多，只是以粉刺为主，要警惕化妆品痤疮。要仔细查看化妆品成分表，注意回避含易致痤疮成分的产品，如棕榈酸异丙酯、硬脂酸丁酯、异硬脂酸盐、硬脂酸异鲸蜡酯等；彩妆注意选择"无油"的二甲硅油或环甲硅油哑光粉底。

在护肤习惯上，避免使用纯化学防晒或者液体型粉底，避免二次清洁。对于防晒霜、隔离霜、淡妆，只使用洗面奶清洁一次即可，不必二次清洁，即先用卸妆产品再用洗面奶。二次清洁是对皮肤屏障的反复破坏，如果实在不放心，可用洗卸合一的清洁产品。

红斑狼疮

01 什么是红斑狼疮

红斑狼疮（LE）是多因素（遗传、激素、环境、感染、药物、免疫反应等环节）参与的一种自身免疫性疾病。本病是一个病谱性疾病，病谱的一端为盘状红斑狼疮，病变主要限于皮肤，另一端为系统性红斑狼疮，病变累及内脏多系统，并常有皮肤损害。中间有播散性盘状红斑狼疮、亚急性皮肤红斑狼疮和深在性红斑狼疮等亚型。本病男女皆可发病，而以育龄期女性为最多，男女之比为1：（7～9）。其发病率约为1/10万，近年来有增加的趋势。红斑狼疮是涉及多个学科的边缘病种，70%～85%的红斑狼疮患者有皮肤表现。

02 红斑狼疮有什么特点

（1）盘状红斑狼疮诊断要点

好发部位：皮损好发于面颊、眉弓、耳郭、手背等曝光部位。

皮损特点：典型皮损为境界清楚之紫红色丘疹或斑块，表面有黏着性鳞屑，鳞屑下方有角栓。一般愈后留下色素减退的萎缩性瘢痕，严重的瘢痕可引起毁形，头皮有萎缩性脱发区。

伴随症状：有不同程度瘙痒和烧灼感。

皮肤病理检查：有基底细胞液化变性，真皮血管和附件周围灶性淋巴细胞浸润，狼疮试验阳性可确诊。

（2）亚急性皮肤红斑狼疮诊断要点

好发人群：女性多见，以中青年为主。大部分患者有日光过敏。

好发部位：好发于光照部位，如面部、颈前 V 形区、上肢伸侧和躯干上部等。

皮损特点：典型皮损有环形红斑型和丘疹鳞屑型两种。愈后不留皮肤萎缩和瘢痕，可留毛细血管扩张和色素沉着或减退。

伴随症状：如关节痛、低热和肌痛等，有时伴浆膜炎，但严重的肾脏和神经系统受累较少。

皮肤病理检查：与盘状红斑狼疮接近，但炎症浸润较轻。

（3）系统性红斑狼疮诊断要点

①颧颊部红斑；②盘状红斑；③光敏感；④口腔溃疡；⑤非侵袭性关节炎；⑥浆膜炎：胸膜炎和（或）心包炎；⑦肾脏损害：持续尿蛋白 > 0.5g/24h 或 > +++，或尿中有红细胞、血红蛋白、颗粒管型或混合型管型；⑧神经受累：抽搐或精神病，排除药物或代谢紊乱所致；⑨血液系统受累：溶血性贫血伴网织红细胞增多，或白细胞 < 4.0×10^9/L，或淋巴细胞 < 1.5×10^9/L，或血小板 < 100×10^9/L；⑩免疫学异常：红斑狼疮细胞（LE 细胞）

阳性，或抗 dsDNA 抗体增高，或抗 Sm 抗体或梅毒血清实验假阳性；⑪ ANA 阳性：排除药物性狼疮引起。

相继或同时出现上述 4 项以上，即可诊断为系统性红斑狼疮。

03 ▶ 中医如何认识和治疗红斑狼疮

多数研究表明，日光照射是红斑狼疮重要的发病诱因之一。据统计，系统性红斑狼疮患者光敏感的发生率为 65%，亚急性皮肤红斑狼疮光敏感的发生率为 57%。可见，改善红斑狼疮患者的光敏症状，同时尽量减少日光照射对患者的伤害是红斑狼疮治疗的一个重要方面。

中医认为，红斑狼疮多由于先天禀赋不耐，皮毛腠理不密，复受日光毒热之邪或外感六淫邪气，内外合邪而致毒热蕴于血分，郁于肌肤则为皮肤红斑，侵及脏腑则引起内脏损害。因此，"毒""热"是该病的本质之所在。

我科的青凌草方功能清热凉血、解毒消斑，对治疗红斑狼疮光敏感有较好的疗效。青凌草方由青蒿、茵陈、赤芍、生地、凌霄花、草河车和白花蛇舌草组成。方中青蒿清热凉血消斑，现代研究显示青蒿有抗光敏、抗疟作用；茵陈清热利湿；赤芍、生地清热凉血；凌霄花凉血活血清血热，花性轻扬上升，善治头面部红斑；草河车、白花蛇舌草清热解毒，现代研究显示其有免疫抑制作用。诸药相辅相成，共奏"清热凉血、解毒消斑"之作用。

04 ▶ 红斑狼疮患者如何调护

红斑狼疮虽然病情复杂多变，甚至危及生命，但目前合理的中医、中西医结合的医疗手段可以使患者延长寿命，并拥有较好的生活质量。因此，要帮助患者建立战胜疾病的信心，配合医务人员，积极进行治疗。同时，正确合理的生活、饮食、精神调理对疾病的康复有非常重要的作用。

生活调理

①避免劳累，注意保暖，急性期应卧床休息；要劳逸结合，适当休息，缓解期可因地制宜进行适当的保健性体育锻炼。②避免使用诱发本病的疫苗及药物，如普鲁卡因胺、肼屈嗪、异烟肼、口服避孕药、青霉素、四环素、链霉素、灰黄霉素、对氨基水杨酸、利血平和磺胺类。③防止受凉、感冒或其他感染。④避免日光暴晒和紫外线照射（尤其是活动期）。外出宜用遮阳伞或戴宽檐遮阳帽，穿长袖衣和长裤，必要时外用遮光剂，如5%奎宁软膏、5%二氧化钛霜、10%对氨安息香软膏等。其他如强烈电灯光、X线亦能加剧本病，应避免接触，还要尽量避免使用光敏性的中药（如

白芷、前胡等）及西药。⑤含有汞成分等具有肾毒性的中成药在肾功能不全阶段忌用。⑥活动期需避免妊娠，有肾功能损害或多系统损害的孕妇宜及早做人工流产。肾功能健全或心脏损害轻微的患者在病情稳定时，方可在医师指导下妊娠。

饮食调理

①注意营养，多食新鲜蔬菜、水果，忌饮食酒类和刺激性食品，水肿时应限制钠盐的摄入。②食物依其性有平补、清补、温补三大类。红斑狼疮患者属阴虚的居多，内热、血热而有热象的多，故食物应以清补、平补为主，参合温补。对部分脾肾两虚、气血两亏的人以温补为主，参合清补。③精神调理。精神因素对本病的病情发展有一定影响，故应使患者正确认识本病，树立乐观的人生观和与疾病作斗争的信心，消除患者思想顾虑和恐惧心理，多关心患者，避免精神刺激。

05 红斑狼疮的预后与转归如何

红斑狼疮从临床上可以说是一组各种症状的综合征，从局限型红斑狼疮到系统性红斑狼疮，其中间型是慢性泛发性红斑狼疮、亚急性皮肤型红斑狼疮。局限型自然预后较好，仅有少数转变为系统性红斑狼疮，而系统性红斑狼疮则可能因侵犯内脏重要器官，进而危及生命。系统性红斑狼疮本身也有类型的差别，有的患者终身仅保留或反复出现皮疹、关节痛或白细胞减少；有的则随着病情的进展，出现心、肺、脑等损害，有的逐渐出现肾炎，这些器官的损害严重时可以致命，更重要的是因为病情的需要，不得不加大激素的用量，以致带来严重感染，未能控制而死亡。

到了20世纪90年代，SLE的死亡率已大为降低，10年存活率已达到85%～90%。随着医疗技术的进步，生存率还会不断地提高，患者的寿命会得到更大的延长。随着寿命的延长，人们也有了更高的要求，就是如何提高生活质量问题，因为在长期服用激素的患者中，大概10%的患者出现股骨头坏死，以致跛行疼痛；有的则因为骨质疏松、腰痛，甚至脊椎骨折，大大影响了生活质量。这些都要求医务工作者设法预防，给予妥善的处理，改善患者的生活质量。

皮肌炎

01 ▶ 什么是皮肌炎

皮肌炎（DM）是一种主要侵犯皮肤及肌肉的弥漫性非感染性急性、亚急性或慢性炎症性疾病，临床表现主要为皮肤出现红斑、水肿，肌肉表现为无力、疼痛和肿胀，可伴有关节痛和肺、心肌等多脏器受累。如无皮肤损害者称多发性肌炎 (PM)。10％～15％的成人患者伴发恶性肿瘤。病因不完全清楚，目前认为属于自身免疫病范畴。

国外报道发病率为 0.5 ～ 8.4 / 百万人口，黑人发病率最高，是白人的 2 倍；相较于其他国家的人，日本人发病率最低，中国人的发病率目前尚不清楚；女性多于男性，约为 2：1 或更高。各年龄段均可发病，但发病年龄呈双峰分布倾向，儿童的发病高峰为 10 ～ 14 岁，成人为 45 ～ 54 岁。

皮肌炎与多发性肌炎的病因与发病机制尚未明了，可能与以下因素有关：

（1）自身免疫疾病学说

皮肌炎临床上与系统性红斑狼疮及硬皮病有许多共同之处，血清中可测出抗核抗体、类风湿因子、抗 PM-Scl 抗体（PM-1 抗体）、抗 JO-1 抗体及抗 Mi-2 抗体等。直接免疫荧光检查，在表皮基底膜、血管壁等部位可检出 IgG、IgM 及补体 C_3 沉积。患者的淋巴细胞对受累的肌纤维培养具有细胞毒性，可产生淋巴毒素，用抗淋巴细胞血清可阻断此种细胞毒性。疾病的活动性与此种淋巴毒素具有相关性，说明细胞介导的免疫反应对本病发生具有重要作用。

部分成人患者常伴发恶性肿瘤，血液中有抗癌抗体，切除肿瘤后该抗体消失，皮肌炎症状好转，肿瘤复发使皮肌炎可再现。用人的恶性肿瘤提出液做试验可出现立即型阳性，而且被动转移试验也为阳性，可认为是由于肿瘤存在而引起的自身免疫现象。

（2）感染学说

电镜观察发现本病病变肌肉中有类似病毒的包涵体和管状结构小体，类似黏病毒，也有人从横纹肌中分离出柯萨奇病毒，但病毒感染与发病的关系尚无足够的证据。在小儿皮肌炎患者中，发病前常有上呼吸道感染史，抗链球菌"O"值增高，用抗生素合并糖皮质激素治疗可获良效。

在遗传学上，虽然有皮肌炎与多发性肌炎呈家族性发病的报道，但更多的是呈非家族性发病，尚未有令人满意的结果。日晒、过劳等因素亦可诱发本病。

皮肌炎有多种分类方法，结合临床具体分型如下：

（1）多发性肌炎型

主要表现为肌炎的症状，如肌无力、疼痛、肿胀、运动障碍等，而一般无明显的皮损，即使有也属轻微、非特异性皮损。

（2）皮肌炎型

有明显而典型的皮肤红斑及肌炎症状。

（3）儿童型 PM-DM

临床上分两型。Ⅰ型：Banker 型（致死型）；Ⅱ型：Brunsting 型（比较良性型）。

（4）无肌病性皮肌炎型

具有皮肌炎典型的皮损表现，但缺乏肌肉损害。

（5）PM-DM 伴发肿瘤型

02 皮肌炎的中医外治法有哪些

皮肌炎外治常用技法可选择按摩法、擦洗法、敷贴法、穴位注射法。常用药物可选择活血药、通络药、清热解毒药、驱散风寒药、补益药。常用剂型可选择软膏、水剂。具体方法如下：

按摩法：将活血止痛散药面兑入紫色消肿膏中混匀，按摩局部，每日3次，每次10分钟。组方技法：本方有活血消肿，化瘀止痛之功。紫色消肿膏能活血消肿，活血止痛散能化瘀止痛。

擦洗法：透骨草30g、桂枝15g、红花10g，配制为水剂：以上药物水煎后，用药液擦洗患处，每日3次，每次10分钟。组方技法：本方有通经活络，活血化瘀之功。方中透骨草、桂枝通经活络，红花活血化瘀。

敷贴法：鸡血藤30g、伸筋草30g、紫草20g、防风20g、首乌藤20g，配制为散剂：将以上药物共研细末，装瓶备用。治疗时取适量药粉，加入香油调成糊状，摊于消毒纱布上，敷贴患处，每日1次，5日为一个疗程。适用于皮肤紫暗者。组方技法：本方有活血通络，凉血散风之功。方中鸡血藤、伸筋草、首乌藤活血通络，紫草凉血，防风散风。

穴位注射法：以当归注射液进行肌内注射，取穴：上肢取肩髃、肩髎、肩贞；下肢取环跳、风市、伏兔。配穴：合谷、曲池、血海、足三里。每次1～2mL，10次为一个疗程。有针感者疗效好。

03 皮肌炎患者如何调护

急性期应卧床休息，注意保暖，避免受凉，预防各种感染。避免日光照射。加强功能锻炼和局部按摩，防止肌肉萎缩和关节僵硬。合理安排饮食，保证充分的维生素和蛋白质摄入。忌食肥甘厚腻、生冷、辛辣、酒酪之品，以免损伤脾胃，助湿生痰。40岁以上的患者应详细检查有无并发恶性肿瘤，若未发现肿瘤，应3～6个月定期随访。

硬皮病

01 什么是硬皮病

硬皮病是一种以皮肤及多系统硬化为特征的结缔组织病，一般经过红肿、硬化及萎缩三个阶段，可局限于某一部位，亦可全身受累。受累皮肤常与其深部组织固着，不易移动，因此可造成容貌变形和相应器官的功能障碍。临床上分为局限性硬皮病和系统性硬皮病。系统性硬皮病的皮肤损害仅是系统性疾病（包括血管、肌肉、肺、消化道、肾和心脏等）的表现之一。

硬皮病发病男女之比为 3 : 1，20 ~ 40 岁为高发年龄段。发病率地区差异很大。本病的病因尚不明确，可能与遗传、性别和环境等因素有关。

（1）血管异常学说

雷诺现象常为系统性硬皮病的早期表现，说明早期病变有明显的血管异常改变。已证实小动脉和毛细血管有广泛改变，微动脉有固定性阻塞性疾患以及血管痉挛。血管内膜增厚，管腔缩小，甚至闭塞。血管病变见于皮肤、骨骼肌、消化道、肺、心、肾及脑等多系统血管。

（2）免疫异常学说

本病常与其他自身免疫病如系统性红斑狼疮、类风湿关节炎、皮肌炎或多发性肌炎等同时发生或先后并存（重叠综合征）。

在外周血中有各种淋巴细胞异常现象，包括 T 淋巴细胞减少，T 辅助细胞数量增多，B 淋巴细胞数量亦增加，功能活跃。在体外用植物血凝素刺激硬皮病患者淋巴细胞，可引起淋巴因子释放，后者能使成纤维细胞产生胶原。

患者的血清中可测出多种自身抗体及免疫复合物。约有半数患者可查见红斑狼疮细胞，可出现高丙球蛋白血症。IgG、

$IgM\alpha_2$ 和 $IgM\beta_2$ 增高，部分患者补体 C_3 水平下降。

在早期和活动期的皮损组织中有大量淋巴细胞和浆细胞浸润。

（3）结缔组织代谢异常学说

主要表现为成纤维细胞在培养中比正常成纤维细胞活性明显增加。真皮内未成熟的胶原纤维明显增多，引起纤维化，促使皮肤变硬。

（4）炎症

异常的炎症反应出现在皮肤和肺部。半数以上弥漫性系统性硬皮病患者的皮肤活检显示炎症反应。肺的炎症可从镓扫描和支气管肺泡灌洗液检查中证明。

此外，患者可有家族史，可能有遗传因素。少数患者可伴发肺、胃、子宫、乳腺、肾上腺癌瘤。局限性硬皮病发病前往往有外伤史。

基于以上发现，现在认为硬皮病是在一定遗传背景的基础上，持久的慢性感染或其他不明刺激使机体发生体液及细胞免疫异常，通过细胞因子、自身抗体、自由基及 T 细胞的细胞毒等作用使主要靶细胞及成纤维细胞激活，从而合成大量胶原纤维。

02 ▶ 赵炳南教授如何认识和治疗硬皮病

赵炳南教授认为硬皮病多为脾肾阳虚，卫外不固，腠理不密，风寒之邪乘隙外侵，阻于皮肤肌肉，以致经络阻隔，气血凝滞，营卫不和，而痹塞不通。所以称之为"皮痹疽"。脾主肌肉，主运化水谷之精微，以营养肌肉、四肢；若脾运失职，则肌肉失养，卫外不固，腠理不密，则易感外邪而得病。本病的治疗，多以健脾助阳，温经通络，佐以软坚为法。

临床中可用下述经验方进行治疗：怀山药 30g、生黄芪30g、茯苓 12g、鸡血藤 30g、伸筋草 30g、全瓜蒌 15g、浙贝母9g、白芥子 15g、鬼箭羽 30g、刘寄奴 9g、莪术 9g、三棱 9g、徐长卿 9g。肾阳不足加肉桂 3～6g、川附子 6g、炮姜 9g、鹿角胶9g、淫羊藿 6～9g。局部治疗可用浸浴方：伸筋草 30～60g、透骨草 15～30g、艾叶 15～30g、刘寄奴 9～15g、自然铜30g，取水 2500～5000mL，煎 20 分钟后浸浴；或用虎骨酒局部按摩，或用脱色拔膏棍加温外贴。

03 硬皮病患者如何调护

（1）生活调理

适当运动，劳逸适度。戒烟限酒，注意保暖，避免受寒。特别是秋冬季节，气温变化剧烈，及时增减衣物及保暖设施。防止外伤,注意保护受损皮肤,即使较小的外伤,也要引起足够的重视。

（2）饮食调理

吃高蛋白、高维生素等富有营养、易消化的食物，以增强抵抗力。忌辛辣等刺激性强的食物，忌酒。如有吞咽困难时，应给予半流质或流质饮食，且注意慢咽。

（3）精神调理

树立与疾病斗争的信心。注意保持生活规律，保证充足睡眠。防止各种精神刺激和精神过度紧张，保持愉快乐观的情绪。

（4）其他方面

注意早期发现，早期诊断，及早治疗，积极治疗体内慢性病灶。稳定期患者应适当活动，防止关节僵硬、变形及肌肉萎缩，适当参加散步、太极拳等健身活动。

结节性痒疹

01 什么是结节性痒疹

结节性痒疹又称疣状固定性荨麻疹或结节性苔藓，是一种以剧痒为特征的结节样慢性皮肤病。为疣状结节样损害，分布于四肢，以小腿伸侧为多。常见于成年妇女。病因不清，可能与昆虫叮咬、胃肠功能紊乱及内分泌障碍等有关。本病与祖国医学文献中记载的"马疥"相似。赵炳南教授称本病为"顽湿聚结"。

中医认为本病或由邪毒外侵所致，体内脾虚湿蕴，复感外邪风毒，或昆虫叮咬，毒汁内侵，湿邪风毒凝聚，经络阻隔，气血凝滞，形成结节而作痒，蚊虫多为蚊、白蛉等昆虫；或由情志内伤所致，忧愁、思虑、忧郁、恼怒过度，均可伤及身体，造成气血失调，营血不足，脉络受阻，气血瘀滞，肌肤失去濡养，造成新陈代谢异常、胃肠功能失调、内分泌功能紊乱而发为本病。

本病患者应避免蚊虫叮咬；忌食鱼腥发物、辣炙煿；贴身衣服以棉织品为宜；切忌热水洗烫皮肤；戒除烟酒；避免过度搔抓；睡前不宜饮用浓茶、咖啡，以防瘙痒加剧。

02 结节性痒疹中医外治法的要点是什么

本病外治以化毒软坚、散结止痒为法。

结节较小、浸润不深者，以外涂药粉、酊剂、水洗为主；结节硬大、浸润较深者，以外用硬膏剂为主，促进角质软化、上皮剥脱，保持局部温度，促进炎症吸收。

结节较小、浸润不深者，可用鲜芦荟折断取其新鲜汁蘸雄黄解毒散或化毒散（雄黄解毒散、化毒散清热解毒、杀虫止痒）外搽；或用黄瓜尾巴蘸黄药粉外搽；或单独搽黄药粉（祛风止痒、剥脱皮损）；或用脱色拔膏棍、稀释拔膏（促进局部血液循环，密闭皮损，软化角质，加速剥脱）外敷；或用25%百部酊或复方土槿皮酊外搽，每日数次；蛇床子酊（燥湿杀虫止痒）外涂。

有溃疡疮面者禁用。

结节硬大、浸润较深者则宜用黑色拔膏棍（促进局部血液循环、密闭皮损、软化角质、加速剥脱）加温外贴；或将黑色拔膏棍加温溶化后，加入10%～20%的紫硇砂粉（外用消积软坚兼可腐蚀皮损）外贴于无损伤正常皮肤；个别较大且明显角化的结节可适量外涂巴豆油（蚀疮杀虫止痒）。

无论结节大小均可应用大风子、白鲜皮、荆芥、苦参、三棱、莪术、丹皮，煎水浸洗患处，其中白鲜皮、荆芥祛风除湿止痒；三棱、莪术、丹皮活血软坚；大风子、苦参清热燥湿、杀虫止痒；也可以用苍耳子、土槿皮、蛇床子、苦参、蚕沙、当归、红花、细辛、金毛狗脊，水煎取汁擦洗患处，每日1～2次，每次30分钟，其中苍耳子、土槿皮、蛇床子、苦参、蚕沙燥湿杀虫止痒；当归、红花活血软坚；细辛祛风通经；金毛狗脊祛风除湿；还可以外用祛风止痒酒（苦参、白蒺藜、明矾、百部、樟脑，白酒浸泡1周，去渣备用）涂擦患处，每日2次，其中苦参、百部、明矾、樟脑燥湿杀虫止痒；白蒺藜祛风止痒；白酒通经活血、软坚散结。

03 ▶ 结节性痒疹的非药物疗法有哪些

围刺法：适用于早期结节。常规消毒后，取毫针从皮损的四周进行斜刺，针尖向中央集聚，留针30分钟，每日1次，7次为一个疗程。

埋藏疗法：适用于中期结节。常规消毒后用2%利多卡因做局部麻醉，在无菌操作下取粟粒大之皮损2个，取下后先将其放在生理盐水纱布上，然后在同侧前臂内侧中部做局部麻醉，再用11号腰椎穿刺针在距皮肤呈45°角斜行刺入皮下1.5～2.5cm，拔出穿刺针后，用眼科虹膜镊将取下的皮损组织顺针眼置入皮下，表面用消毒纱布保护3天。

中药烧蚀疗法：取一块胶布，中间剪成与皮损等大的小孔，将此胶布贴于患处，中央暴露出欲被烧蚀的皮损，取冰片适量放在皮损顶部，然后点燃，待药物燃尽，皮损变白为止。利用中药点燃后产生的热量，对皮损进行烧蚀以达到治疗目的。

毛周角化病

01 什么是毛周角化病

毛周角化病又称毛发苔藓或毛发角化病，是一种慢性毛囊角化性皮肤病。其特征为在漏斗状毛孔内有一个小的角栓或大如针尖与毛孔一致的角化性丘疹。祖国医学文献中无相应病名记载。

02 ▶ 毛周角化病的病因病机是什么

中医多认为本病的发生与先天禀赋不足，或后天失养有关。禀赋不足，肝肾亏虚，阴精不足，致肝血虚少不能充养肌肤而发病；脾肾阳虚，温煦无力，脏腑生化功能不足，而致气血不能达四末，肌肤失养而成本病。又脾气虚弱，脾为后天之本，脾气虚弱，气血生化不足，造成营血亏虚，肌肤失养而成本病。另可由于情志失调所致或加重病情，肝主疏泄，主情志，忧思郁怒太过，致使肝气不疏，气机郁结，肝郁化火，耗伤阴血，血虚不能荣养肌肤而成。总以血虚不能荣养肌肤为主要病机。

本病是一独立性皮肤病或为其他疾病的症状之一。因所有种族有 50% 左右的人发病，故前者可视为生理性的。大都开始于儿童期，至青春期发病率最高，以后随年龄增长皮疹可逐渐消退。青年女性的红绀病患者常伴发本病。在库欣综合征和甲状腺功能减退的患者中，本病的发病率可增高或使病情加重，服用皮质激素的患者常有此种皮损出现，因此，有学者认为内分泌异常或代谢障碍可能与本病的发生有关。本病容易发生于皮肤特应干皮病、鱼鳞病患者中，似与先天性体质有关，或可能是常染色体显性遗传的疾病。

03 毛周角化病患者如何调护

注意保护皮肤，避免过勤洗浴和热水烫洗。避免局部摩擦刺激。浴后使用润肤霜或润肤膏滋养皮肤。注意饮食结构，慎食辛辣刺激性食物，多吃富含维生素 A、维生素 E 和胶原蛋白丰富的食物，可以改善症状。

银屑病

01 什么是银屑病

银屑病是在遗传因素影响下，由 T 淋巴细胞介导，多种细胞因子异常引起的免疫性皮肤病。血管内皮细胞增生、新血管生成以及炎性细胞向管腔外的移行在银屑病发病机制中起着重要作用；表皮过度增殖、异常凋亡和分化障碍；感染因素，如链球菌、金黄色葡萄球菌、肠道细菌、真菌（如马拉色菌、白色念珠菌）及病毒感染等可诱发银屑病；心理精神因素（如紧张、焦虑、抑郁、心理压力和精神创伤等情绪刺激）可引起和加重银屑病。银屑病患者个性偏内向，情绪不稳定，有精神质倾向，其心理健康较差；银屑病患者吸烟、嗜酒的情况和疾病的严重程度呈正相关，吸烟、酗酒越严重，发病的程度越重；对于一些妇女，其月经、妊娠、分娩、哺乳可与皮损的变化相关，这与妇女的内分泌改变有一定的关系。

02 ▶ 中医如何认识银屑病

内有蕴热，郁于血分是银屑病的主要原因。因外感六淫；或心绪烦扰，内伤七情；或进食辛辣炙煿，鱼虾酒酪，饮食失节，致脾胃受伤、郁久化热等多种因素，使气机壅滞。热壅血络则发为鲜红色斑片或鲜红色丘疹，新出皮疹不断增多；血热生风化燥则干燥白色鳞屑迭出。

病程日久，血热盛耗液伤津，营血亏耗，生风化燥，毒热未尽，而阴血却已耗伤。肌肤失于滋养，干燥白色鳞屑迭出。血燥证多见于寻常性银屑病静止期。皮损淡红，原有皮损部分消退，很少有新发皮疹出现。皮疹明显浸润，鳞屑较多，可以覆盖住红斑，皮损干燥脱屑。伴口干咽燥，舌质淡红，舌苔少，脉缓或沉细。

热入营血，血热互结，血液黏滞而运行不畅，或热灼脉络，血行不畅，瘀热不化，风、热之邪结聚于机体，致"热结血瘀"，肌肤运行失畅，气血不畅则皮肤失于濡养；或由于营血亏耗，生风生燥，更兼风寒外袭，六淫、七情及饮食等诸多因素使气机壅滞营血失调，形成"气滞血瘀"，导致经络阻隔、气血凝滞而成血瘀证。血瘀证多见于寻常性银屑病静止期。病程日久，皮损肥厚浸润呈皮革状，鳞屑较厚遮盖红斑，颜色暗红，经久不退。可伴心情郁闷，腹胀，女性有痛经。舌质紫暗或有瘀点、瘀斑，脉涩或细缓。此时血液瘀结，无以渗于脉外为津液，以养皮肤、肌肉，则肌肤干燥、甲错。

若血热炽盛，毒邪外袭，蒸灼皮肤，气血两燔，则郁火流窜，瘀滞肌肤，形成红皮病型银屑病。

若湿热蕴久，兼感毒邪，则见密集脓疱，见于脓疱性银屑病。

若风湿毒热或寒邪痹阻经络，则手足甚至脊椎大关节肿痛变形，见于关节型银屑病。

03 赵炳南教授关于银屑病有何论述

赵炳南教授认为"白疕"之名更符合银屑病的特征，"疕"者，如匕首刺入皮肤，表示病程缠绵日久，病难速愈之意。并认为银屑病病因病机系"内有蕴热，郁于血分"。赵炳南教授认为银屑病主要辨证有以下几种类型。

血热型：皮疹发生及发展比较迅速，泛发潮红，新出皮疹不断增多，鳞屑较多，表层易于剥离，底层附着较紧，剥离后有筛状出血点，基底浸润较浅，自觉瘙痒明显，常伴有口干舌燥、大便秘结、心烦易怒、小溲短赤等全身症状。舌质红绛，舌苔薄白或微黄，脉弦滑或数（相当于西医的银屑病进行期）。治法宜清热凉血活血。经验方白疕1号：方中生槐花、白茅根、生地黄清热凉血，其中槐花苦微寒，入肝、大肠经，《药品化义》中说"此凉血之功独在大肠也。大肠与肺为表里，能疏皮肤风热，是泄肺金之气也"；赤芍、紫草、丹参、鸡血藤凉血活血。若风盛者，可加白鲜皮、刺蒺藜、防风、秦艽、乌梢蛇；若夹杂湿邪者，可加薏苡仁、土茯苓、茵陈、防己、泽泻；若热盛者，可加龙胆草、大黄、栀子、黄芩、牡丹皮；血瘀者可加红花。

血燥型：病程日久，皮疹呈硬币状或大片融合，有明显浸润，表面鳞屑少，附着较紧，强行剥离后基底出血点不明显，很少有新鲜皮疹出现。全身症状多不明显，舌质淡，舌苔薄白，脉沉缓或沉细（相当于西医所谓的银屑病静止期）。治法宜养血润肤，活血散风。经验方白疕2号：方中当归、鸡血藤养血活血润肤；地黄、山药养阴清热；土茯苓、蜂房清解深入营血之毒热；威灵仙性急善走，通十二经，宜通五脏，搜逐诸风。若兼脾虚内湿者，加白术、茯苓、薏苡仁、猪苓、扁豆皮；阴虚血热者，加知母、黄柏、天冬、麦冬、槐花；痒感明显者，加白鲜皮、地肤子；血虚明显者，加熟地、白芍、丹参。

04 ▸ 银屑病有什么特点

好发部位：可散在、多发或密集，限局或广泛发生于所有皮肤部位。好发于肘膝关节伸侧、头皮、耳道、耳后等处，并可累及指（趾）甲。

发病年龄：可发生于任何年龄，但多数患者在青年时期发病。发病较早者，有家族遗传史的可能性较大。15岁以前发病者，预示病情较重和治疗效果较差。

皮损特点：寻常性银屑病的基本损害为红色斑疹、斑丘疹、丘疹或斑片、斑块。特征包括：边界清楚；表面覆有多层银白色鳞屑；薄膜现象：鳞屑容易刮除，在其下方可见一层发亮的淡红色薄膜；点状出血：轻轻刮除薄膜，红斑表面出现小出血点。

银屑病的甲损害包括点状凹陷、油滴样改变、分离、增厚、浑浊、破损等。可见束状发。

关节病型银屑病为在寻常性银屑病的基础上，出现了关节损害。

红皮病型银屑病是因为各种原因，导致寻常性银屑病病情发展，出现全身性的皮肤潮红、水肿、浸润和脱屑。即寻常性银屑病进行发展为红皮病。

脓疱性银屑病为在银屑病的基本损害上出现密集的针头至粟粒大小的浅在性无菌性脓疱，表面可覆盖有不典型的银屑病鳞屑。

大量脓疱可融合成"脓湖"。脓疱破裂后可出现糜烂、渗出和脓痂。

自觉症状：皮疹可有瘙痒、肿胀、疼痛、干燥等自觉症状，但一般不明显。

病程：本病一旦发生，可反复发作，持续数年、数十年，直至终生。

05 ▶ 什么是银屑病的同形反应现象

同形反应是指由创伤或其他有害刺激因素诱发并产生了与原有疾病特征相同形式的病变。著名皮肤病学家 Köbner 于 1877 年首次报告，他发现银屑病患者无病变处皮肤经各种类型的创伤后也会产生银屑病的病变，此种现象后被命名为 Köbner 现象（KP）。这一现象也可见于其他皮肤病，如扁平苔藓、光泽苔藓、白癜风。

全或无现象：有学者发现如果银屑病患者因一种刺激诱发 KP，那么对其他刺激便为阳性；如果对一种刺激为阴性，则对其他刺激便为阴性。这种现象为全或无现象。

反 Köbner 现象：有学者曾观察到银屑病患者皮肤损伤后可引起原有病变的消退，称为"反 Köbner 现象"。临床上亦观察到银屑病患者长期发热后，皮损缓解的病例。

目前对于同形反应的发生机制还不清楚。一般认为可能与免疫因素、血管因素、皮肤脱氢酶活性增强、抑制因子、生长因子等有关，损伤处肥大细胞数量增加，肥大细胞脱颗粒反应促进新的血管的形成是同形反应发生的重要环节。

为防止银屑病的同形反应，原则上应在进行期禁止施行一般手术，谨慎应用针灸、注射、冷冻等方法治疗。

06 银屑病中医外治及针刺疗法要点是什么

（1）外用药应用原则

在外用药剂型的选择上，应尽量选择无刺激性的单软膏（凡士林、羊毛脂各半）或香蜡膏，有的甚至仅用些粉剂、洗剂或不擦外用药。

急性进行期银屑病禁用紫外线照射或用药性强烈的外用药物。外用药治疗浓度从低至高，逐渐增加。皮损颜色较红，处于敏感性时宜用清凉膏、普连膏、黄连膏、香蜡膏等安抚无刺激的外用药物，洗浴要适量适度，水温不宜太高，禁用热水烫洗，不要过多搓擦、剥除鳞屑。皮损局限者可单用外用药物治疗，皮损广泛者宜同时给予正规系统治疗。

（2）药浴疗法

药浴既可去除鳞屑、清洁皮肤，又可改善血液循环和新陈代谢，增强治疗作用，适用于各型银屑病。

以下为常用的外洗药方。

药方1：白鲜皮、地肤子、首乌藤、当归、透骨草、侧柏叶各100克，苏叶、大皂角各50克，苦参50～100克。养血祛风，润肤止痒。适用于银屑病静止期或消退期，皮疹粗糙肥厚、浸润较著者。

药方2：楮桃叶、侧柏叶各250克，加水适量，煮沸20分钟，待温洗浴。具有温通经络，畅达气血，疏启汗孔的作用。

药方3：徐长卿、千里光、地肤子各30克，黄柏、蛇床子、苍耳子、狼毒、白鲜皮各10克，土槿皮、槐花各15克，煎水外洗。具有清热凉血、除湿止痒的作用。

（3）针刺疗法

体针：取大椎、曲池、合谷、血海、三阴交、陶道、肩胛风、肝俞、脾俞。用泻法，留针20～30分钟，每日或隔日1次。以取清热凉血解毒之功。

耳针：取神门、脾、肺、皮质下、内分泌、交感。每日1次埋针，两耳交替，10次为一个疗程。以取调节脏腑平衡之功。

07 ▶ 银屑病患者如何预防、调护

（1）预防感冒

现代研究及临床实践证实，部分银屑病发病及复发加重与上

呼吸道感染、咽炎、扁桃体炎有关。因此，预防感染成为银屑病患者首先要注意的问题。宜注意随气候变化加减衣物，避风寒邪气，多饮水，多吃富含维生素 C 的食物（如水果、蔬菜），在季节交替时，注意加强体育锻炼，增强体质。北方地区干燥少雨，家庭居室注意保持一定的温度和湿度，以减少上呼吸道感染的可能性。如果银屑病患者因扁桃体炎而导致疾病反复发作，可预防性选用金银花、野菊花、板蓝根、麦冬等抗感染、利咽喉的中药煎服或代茶饮；或可考虑做扁桃体切除术，消灭感染灶。但在行手术治疗前要慎重选择，一方面，扁桃体是人体重要的防卫屏障，许多感染源可以被扁桃体消灭，切除扁桃体会使人体更易罹患各种疾病；另一方面，虽然部分银屑病患者可因切除扁桃体而症状减轻，减少复发，临床痊愈，但有些人则无明显变化。

（2）保持良好的精神状态

人生活在社会大环境中，保持社会、心理、生理三方面的健康，身心才会协调发展。良好的精神状态是战胜银屑病的重要武器。银屑病患者要正确了解疾病，克服无助情绪，与病友、亲属、朋友多进行交流，树立战胜疾病的信心。既要重视，又要避免盲从，听说有"根治"的方法就去治疗。盲目就医，选择不合适的医院，反而不利于疾病的康复。健康良好的心态不仅是成功的关键，也是治好疾病的金钥匙。

（3）保持规律的生活

消除精神紧张因素，避免过于疲劳，注意休息。现代人生活节奏增快，身心压力都很大，日常生活不注意，工作加班加点，熬夜增多，身体疲劳，心理紧张，违背了人的正常生理规律，有损身体健康。

（4）合理饮食

中医认为饮食失节，过食腥发动风之品而致脾胃失和，气机不畅，日久生湿、化热、成毒，易引发银屑病或使病情加重，所以要慎食辛辣油腻食物，忌烟酒。有些银屑病患者是过敏体质，食用鱼、虾等腥发动风之品会出现过敏反应或原有皮损加重，这些患者需避免摄入可疑致敏食物，必要时行过敏原检测，以明确诱因。除了少数对某种食物过敏的患者之外，银屑病患者需根据病情变化，适当忌口，或不忌口，必要时还应鼓励食物多样化。注意饮食卫生及保持患者正常的胃肠功能，忌食生冷、油腻及不洁饮食。对情绪不佳、心烦焦躁的患者可内服百合、莲子等安神食品，以养血安神，促进皮损康复。以莲子心、麦冬、金银花、胖大海等代茶饮，泻火解毒，可治疗咽喉红肿、疼痛不适等症状。

（5）忌除不良嗜好

吸烟、酗酒等不良嗜好要坚决戒除。银屑病的加重或发作与吸烟和饮酒密切相关。近年来，多项研究发现，银屑病患者的平均饮酒量较正常人群高，且饮酒量和该病严重程度呈正相关，尤其难治型可能与饮酒过多有关。吸烟同样会增加银屑病发作，且与吸入量呈显著相关。

（6）环境适宜

居住环境要干爽、通风。据全国银屑病调查组统计，受潮在银屑病的诱发因素中占首位，为 32.9%，如有的人因长期生活在潮湿阴暗的地方而发病，有的人因洗浴或汗出后受风而发病。北方人患病率高，这与北方寒冷、日照时间短有一定的相关性。所以需注意避免风寒、潮湿等恶劣环境。

（7）日常调护

对身体状况良好且无全身症状的患者，需适当活动，与病友交流治疗经验与体会，调整心态，配合医生用药，有利于疾病的早日康复。若瘙痒严重，影响日常生活及睡眠时，应尽量避免搔抓、热水烫洗，保护皮肤，避免外伤。及时修剪指（趾）甲，防止搔抓和强烈刺激产生新的皮疹。使用一些刺激皮损脱落的外用药，只能导致皮损更加严重。可拍打皮损振荡止痒，并向主管医师反映，给予药物治疗。宜穿舒适纯棉白色内衣，多准备几套，及时更换，保持清洁。每日或隔日用温水洗浴，但禁用热水烫洗，禁用碱性强的洗浴液，以免产生刺激，出现红皮病性银屑病。沐浴后再涂外用药效果更好。外用药物期间，注意皮损的变化，如发现皮损扩大、增多、发红时应停止涂药，及时告知主管医师，进行相应处理。

玫瑰糠疹

01 什么是玫瑰糠疹

玫瑰糠疹是一种常见的、病因不明的、具有自限性的急性炎症性皮肤病。其临床特征为圆形、椭圆形玫瑰红色斑疹，覆有糠秕状鳞屑，好发于躯干及四肢近端。多见于中青年，春秋季节高发。本病相当于中医的风热疮，又称"风癣""血疳"。

西医对玫瑰糠疹的病因和发病机制至今尚未阐明。以往一般认为与感染（尤其是病毒性感染）有关，本病有好发于春秋季节的倾向，患者近期常有上呼吸道感染史，可能先有前驱症状，皮肤上先出现母斑。

玫瑰糠疹发病集中在家庭、学校、军营或公共浴室等，均说明本病可能是一种弱传染病，很可能与病毒感染有关，病情可自然缓解，这也与病毒感染的规律相符合，而母斑偶可出现在外伤部位（如虫咬部），可认为是病毒的入侵处。亦可与过敏因素等有关。有研究显示，在机体免疫功能改变的情况下，如妊娠或骨髓移植后，玫瑰糠疹的发病率明显增高。

02 ▶ 中医如何认识玫瑰糠疹

中医认为本病多因嗜食辛温炙煿、辛辣肥甘之品，或因七情内伤，五志化火，导致血热内蕴，复感风邪，外束于肌肤，阻遏于皮毛腠理，郁久化热，致气血不和，肌肤失养而成；或风热日久化燥，灼伤津液，肌肤失养而致。风热疮以实证阳证者居多，但亦有少数迁延数月而表现为虚证者。其发病系由血热内蕴，外受风邪而致腠理闭塞，郁久化热而生燥。血热内蕴为其本，风热邪毒外侵为其标。

扁平苔藓

01 ▶ 什么是扁平苔藓

扁平苔藓是一种丘疹鳞屑性疾病，近年来发病率有增高趋势。本病的皮疹特点为扁平发亮的多角形丘疹，颜色紫红，与祖国文献中记载的"紫癜风"相类似，《证治准绳》记载紫癜风："夫紫癜风者，由皮肤生紫点，搔之皮起。"本病好发于青年人及成人，无明显性别差异。临床以紫红色扁平多角形丘疹、发亮的蜡样薄膜为特点，可见于任何部位，但四肢多于躯干，四肢屈侧多于伸侧，尤以腕部屈侧、踝部周围和股内侧最易受累。自觉症状不一，可有瘙痒，程度因人而异。

02 ▶ 中医如何认识扁平苔藓

中医对扁平苔藓病因的认识，多从内因、外因两个角度加以阐述，中医认为本病由素体阴血不足，脾失健运，湿蕴不化，复感风热，湿热凝滞，发于肌肤而成；或因肝肾不足，阴虚内热，虚火上炎于口而致。素体阴血、肝肾不足，可视为病本，在此基础上的风、热、湿等合而为病，又有虚实之异，当需明辨。七情失调，五志化火，则血热生风，蕴于肌肤；或饮食失调，脾胃失和，湿热内生，外受风邪侵扰，则风湿热邪，阻于肌腠，壅滞经络，外发肌肤而致病。

03 ▶ 扁平苔藓患者的预防调护需要注意什么

本病有时可自然消退，目前尚无满意疗法。消除精神紧张，治疗体内慢性感染灶，限制烟酒及刺激性食物，切勿用热水烫洗或过度搔抓，以免加重病情。有药物因素者，停用可疑致敏药物。

急性发作时应避免搔抓及刺激性强的外用药。发于口腔黏膜部位者，要注意口腔卫生，并要注意癌变的可能。

04 扁平苔藓的典型临床表现有哪些

扁平苔藓的病变主要表现在皮肤和黏膜上，少数病例可有指（趾）甲和毛发病变。本病的典型损害为微高起皮面的扁平丘疹，粟粒至绿豆大，多角形，亦可为圆形或类圆形，边界清楚。多为紫红色，亦可为暗红、红褐或污灰色，还可有色素减退、色素沉着或呈正常皮色。有的丘疹中央微有凹陷，表面有一层光滑发亮的蜡样薄膜，亦可见白色小斑点或细浅的网状白色条纹，称为 Wickham 纹。

损害可发生于任何部位，但四肢多于躯干，四肢屈侧多于伸侧，尤以腕屈侧、踝周围和股内侧最易受累。头皮发疹可引起永久性脱发，多呈斑片状，偶可引起弥漫性脱发。脱发处头皮萎缩或有瘢痕形成。本病可有瘙痒，程度因人而异。溃疡性损害可有疼痛。黏膜损害多见于口腔，尤多见于颊黏膜。还可累及生殖器黏膜。指（趾）甲常见症状是甲部增厚，亦可变薄，甲板有纵沟或嵴，重者可有甲裂缝。此外还可见甲进行性萎缩，甲翼状胬肉。

唇炎

01 ▶ 什么是唇炎

中医称唇炎为唇风，是唇部黏膜慢性炎症性疾病。临床上以局部红肿痒痛、干燥开裂、溃烂流黄水、反复脱屑为特征，多发生于下唇部。

唇炎可分为以下几种类型。

接触性唇炎：临床上最多见的唇炎，为接触刺激性或致敏性化学物质引起，主要为口唇化妆品如（口红和护唇膏），其次是刺激性食物（如薄荷、柠檬、菠萝和辣椒油）、口腔制剂（如漱口剂、牙膏、牙粉等）。常见于女性，损害大小与接触面积大体一致，于接触刺激物质之后数小时，或接触致病物质之后数日之内发病，停用后症状减轻，再用时症状反复又加重。急性唇炎表现为口唇红肿、水疱、糜烂、结痂。慢性唇炎口舌肿胀、肥厚、干燥、脱屑和皲裂。斑贴试验有助于接触性唇炎的诊断和防治。

光线性唇炎：与长期日光照射有关。多见于农民、船（渔）民及户外工作者，夏季症状明显，症状轻重与日光照射时间长短有关，避光后症状减轻。急性型在强烈日光照射后出现唇部红肿、糜烂，有血痂，痂下有分泌物，多位于下唇，有灼痛感；慢性光线性唇炎较急性多见，口唇干燥、有鳞屑，鳞屑易去除，唇部可肥厚、变硬、皲裂。少数患者出现口唇白斑，呈半透明象牙色，表面有光泽，有可能发展成癌前期病变。

剥脱性唇炎：病因不明，多见于青少年女性，常有神经质。皮疹先发于下唇的中部，而后扩展到整个下唇或上唇，表现为结痂、皲裂、干燥和疼痛，多数局部有针刺感或烧灼感。经过缓慢，可持续数月到数年不等。

人工性唇炎：为咬唇和舔唇习惯造成。唇部常见有血痂、表皮剥脱与增厚。

腺性唇炎：由先天因素或因吸烟、日光损伤、感染、口腔卫生不良引起，部分病例与克罗恩病有关。多见于中、青年女性，最常见的损害为唇部黄色小结节，2～4mm大小，中央下凹，管口扩张，数量几个到十几个，挤压时有黏液样物质从管口排出。晨起时上下唇可粘连，黏膜潮湿、结痂，唇部有显著浸润肥厚。腺性唇炎加重时唇部肿胀疼痛，质较硬，可出现浅表性溃疡，表面结痂，晚期有白斑样损害。

肉芽肿性唇炎：可能与自身免疫和遗传有关，好发于中年，口唇水肿肥厚、粗糙、脱皮、干燥、皲裂，多数局部有疼痛感。有时口周、鼻部和颊部出现无痛性肿胀，病程可长达数月。

西医治疗唇炎强调首先去除病因，避免日晒和接触刺激性化学物质和食物，戒烟酒；其次根据唇炎类型和病情选择性应用维生素、羟氯喹、皮质激素、抗组胺药、抗生素、维A酸类等药物进行治疗。

02 唇炎患者如何预防调护

唇炎的预防与调护措施包括戒除吸烟、舔唇、咬唇和揭唇部皮屑等不良习惯。忌食辛辣醇酒、膏粱厚味，多食新鲜蔬菜、水果。多风季节口唇常以油脂润之。避免烈日暴晒。保持口腔卫生。保持排便通畅。食疗可用薏苡仁、芡实、荸荠、赤小豆煲汤服之。

接触性唇炎和光线性唇炎去除病因后大多数患者能痊愈。但慢性光线性唇炎和腺性唇炎可出现白斑样损害，光线性白斑病是一种癌前期病变，可能会发展成鳞状上皮细胞癌，而 40 岁以上的腺性唇炎患者，病情经久不愈时，有 8% ~ 35% 可发生恶变。

需要注意：唇炎是一种较为常见的口腔黏膜疾病，大多病程长，缠绵难愈，有损面部的美观，不同程度地影响患者进食和生活质量。本病的中西医学治疗各有长处。中医治疗强调整体调理，内外合治，而且一般来说，中医的治疗方法不良反应较少。

由于唇炎病因复杂、种类繁多，应对不同类型唇炎采用个体化中西医结合治疗方案。轻中度者一般采用中医中药治疗即可；重症者在中医治疗的同时采用西医治疗手段，如化脓性腺性唇炎可短暂局部或系统使用抗生素，肉芽肿性唇炎可短暂口服氯法齐明或皮质激素，待症状好转后，停用西药继续用中医中药等调理，巩固疗效，这样可以减少长期服用抗生素、皮质激素带来的不良反应。需要注意的是，唇炎经久不愈时，部分可发生恶变。因此对慢性唇炎要积极治疗，密切随访。

掌跖脓疱病

01 什么是掌跖脓疱病

掌跖脓疱病中医称为掌跖脓疱，是一种慢性复发性疾病，以红斑基础上周期性发生皮内无菌性小脓疱，以伴角化、脱屑、中度或严重瘙痒为特征。多数学者认为本病属于局限性脓疱性银屑病，也有人认为是一种脓疱性细菌疹。

02 掌跖脓疱病有哪些临床表现

掌跖脓疱病好发于中年人。皮损好发部位在手掌拇指、小鱼际掌面和跖部足弓处，严重时发生到整个掌跖，甚至发展到足背、小腿、膝、肘等部位。经常对称发病。初始角质增厚，呈暗红色，伴有糠状鳞屑。皮损扩大，局部充血，常成批出现数量不等、针尖至针头大小深在水疱或黄色脓疱，逐渐增多，范围扩大，伴有中等或严重瘙痒，有烧灼感或疼痛感。本病易反复发作，缓解期长短不一，常因肥皂、药物、月经及自主神经功能紊乱等因素而加重。

色素性紫癜性皮肤病

01 ▶ 什么是色素性紫癜性皮肤病

色素性紫癜性皮肤病是一组以下肢多发性紫癜及色素沉着斑疹为主要表现的皮肤病，其成因主要是真皮浅层的毛细血管炎。由于本病有色素沉着和紫癜样损害，久之耗伤阴血，故中医谓之"血疳"。本病以下肢密集的棕褐色斑疹或斑块，周围有胡椒粉样出血点或细小铁锈色紫癜样丘疹为特征，常伴有不同程度的瘙痒。本病包括进行性色素性紫癜性皮病、色素性紫癜性苔藓样皮炎以及毛细血管扩张性环状紫癜。

紫癜乃血出于脉管之外，积于腠理之间的表现。中医认为色素性紫癜性皮肤病主要是由于内有血热，复感风、热邪气所致。或因热邪伤络，血溢脉外；或因肺脾气虚，失于统摄，血溢脉外而成。若患病日久，离经之血阻滞络脉，则又耗伤阴血，导致肌肤失养，血燥生风。或因风盛血燥，或因日久血燥伤阴，肌肤失养导致瘙痒。

西医认为本病为发生于真皮浅层毛细血管壁的病变。血管损伤导致血管内红细胞出于其外，积于真皮，形成紫癜，日久为组织细胞吞噬形成含铁血黄素的色素沉着；血管周围的淋巴细胞浸润导致皮肤苔藓样改变，发生瘙痒。长期负重、站立、行走导致下肢静脉压升高是常见的诱发因素；部分患者有家族性遗传倾向或患有心血管系统疾病或肾脏疾病。

02 色素性紫癜性皮肤病的临床表现是什么

色素性紫癜性皮肤病发病前有长期站立或静脉曲张史。好发于下肢，尤以小腿伸侧多见，偶可累及躯干下部及上肢，常对称发生。新生皮损为针头大小瘀点或紫癜样丘疹，密集成片，部分皮损互相融合呈苔藓样；也可见到毛细血管扩张，互相连接成环状、半环状。陈旧皮损表现为棕褐色色素沉着以及细小的铁锈色丘疹，表面可有少许鳞屑，皮损可融合成苔藓样斑块。部分患者自觉瘙痒，但痒感程度不一，多较轻。无全身症状。病程多较缓慢，可反复发作，迁延数月，病程长者可达数十年，有自愈倾向。

03 色素性紫癜性皮肤病的诊断要点有哪些

根据皮疹主要发生于下肢，以密集成片的针尖大小暗褐色斑疹、丘疹、紫癜、色素沉着或苔藓样斑片为主要表现，皮损不断发生，反复出现，可融合成片即可诊断。三种疾病的表现如下。

进行性色素性紫癜性皮肤病：初起为群集的针尖大小红色瘀点，逐渐扩展融合形成不规则的斑片，同时色泽逐渐变暗。在陈旧皮损周围不断有新的瘀点出现，如撒胡椒粉。一般无明显自觉症状，或仅有轻度瘙痒。

毛细血管扩张性环状紫癜：以青年女性多见。初为对称性发生于小腿伸侧的环状、半环状毛细血管扩张，中央见针尖大小出血点。单个皮损持续数月或数年不变，逐渐向周边扩展形成同心圆样、多环状或弧形，日久皮损消退，留下色素沉着。有时旧皮损消失，周边又出现新皮损。一般无自觉症状，偶有痒感。

色素性紫癜性苔藓样皮炎：好发于小腿，亦可累及大腿、上肢及躯干下部。皮损为细小铁锈色苔藓样丘疹，伴有紫癜样损害，可融合成片，斑块内有红斑、鳞屑及色泽不同的丘疹。常伴有明显的瘙痒。

结节性红斑

 什么是结节性红斑

结节性红斑是一种以下肢红斑结节为主要表现的血管炎性皮肤病。本病好发于小腿伸侧，临床上因结节多发，缠绕小腿，状若瓜藤缠绕而得名，中医又名"梅核火丹""梅核丹""室火丹""湿毒流注"。本病的特点是：小腿伸侧散在的疼痛性皮下结节，小如蚕豆，大如核桃，色泽鲜红或暗红。本病好发于青年女性，常反复发作，以春秋季节发病为多。

临床上本病以红斑、结节为主要表现，证属气血瘀滞，脉络血瘀；皮损多发于下肢、小腿，常有肿胀表现，证属湿邪侵袭。比较而言，湿邪侵袭是诱发因素，而气血瘀滞是病之结局。

西医认为本病病因复杂，其发生可由病毒、真菌或细菌（如链球菌、结核杆菌）等感染，以及药物因素（如溴剂、碘剂、避孕药等）引起。某些自身免疫性疾病，如结节病、溃疡性结肠炎、贝赫切特综合征、恶性肿瘤、白血病等疾病亦可有相似的表现。

02 结节性红斑的临床表现是什么

结节性红斑皮损常突然发生，发病前常有低热、倦怠、咽痛、骨节酸痛等症状。春秋季节好发。皮损好发于小腿伸侧，严重时也可见于大腿、上肢伸侧，多为对称性。结节多发，触痛明显，蚕豆至核桃大小，局部皮肤鲜红、肿胀、灼热。结节对称性分布，可融合，不破溃。病情控制后颜色变为暗红色、黄褐色，直至消退。自觉疼痛，压之更甚。发病初可有前驱症状，如低热伴肌肉疼痛、关节酸痛及全身乏力不适。

过敏性紫癜

01 过敏性紫癜的临床表现是什么

过敏性紫癜的特征主要是四肢伸侧出现可触及的瘀斑、瘀点，常间歇反复发作。皮损多在出现后 5 天左右开始消退，数周后又可出现新发皮疹。在发病的某些阶段可能出现风团、水疱、坏死或血管瘤样损害。本病好发于儿童，主要见于男孩，但成人也可发病。

部分患者在皮肤损害发生前 2 周内有前驱症状，如轻度发热、头痛及食欲缺乏、关节肿痛和腹痛，偶以腹绞痛或关节痛为主要表现。在疾病的任何阶段都可发生腹痛和/或胃肠出血，也可发生麻痹性肠梗阻，出现呕吐，腹部压痛、反跳痛和胀气。还可能因为肾损害而出现腰痛、肾区叩击痛、血尿甚至肉眼血尿。

过敏性紫癜的几种特殊类型常在皮损之外具有各自独特的表现。

关节型紫癜：最常见的表现是关节痛，呈固定性或游走性，肿痛在皮疹发展时最为剧烈，以致关节变形，功能受到严重影响，少数患者有关节积液。膝关节最易受累，其次为肘、踝及腕关节等，常伴小腿下 1/3 肿胀。或伴有四肢肌肉尤其是腓肠肌疼痛、肿胀与触痛。

胃肠型紫癜：脐周或下腹部隐痛或绞痛。伴有食欲减退、恶心、呕吐、呕血、便秘、腹泻、便血。

肾型紫癜：12% ~ 49% 的过敏性紫癜患者伴有肾损害，小儿发病率尤其高。血尿是最常见的症状，有时肉眼可见，持续数周至数个月，易转为慢性。

02 ▶ 过敏性紫癜的病因有哪些

过敏性紫癜是一种侵犯皮肤或其他内脏器官的毛细血管和细

小血管的血管炎。中医认为本病的发生分为内因、外因、不内外因三种。

内因：体质是内因的最主要部分，本病的易感体质包括下列几种：脾虚气弱，不能约束脉道，壅遏营气；肝胆火盛，疏泄过度，导致血流薄疾；阴虚失养，虚火灼伤，脉道破损；血瘀体质，气血运行不畅，间接导致出血。

外因：主要包括风、火阳邪，侵袭血脉，导致血热，毒热邪气、湿热邪气直接损伤脉络，导致络破血溢。本病的外因往往难以确定，但发病前多有上呼吸道感染等症状，尤其与链球菌感染有关，其中链球菌性咽峡炎最为常见。本病可能与细菌、病毒、寄生虫及其代谢产物有关，近来研究认为还与药物（如水杨酸、青霉素、链霉素、氯霉素、阿托品、非那西丁、吩噻嗪类、磺胺、灰黄霉素、四环素、红霉素、奎尼丁和抗癫痫药等）、食物（牛奶、蛋、鱼、蛤、虾等异性蛋白）、病毒感染、蚊虫叮咬或化学中毒（除草剂、杀虫剂），以及吸入天花粉、注射疫苗等多种因素有关。

物理因素如寒冷等亦可引起本病。中医认为上述致病因素可以归纳于风、寒、湿、燥、火、毒等六淫邪气的范畴。一般而言，抗生素多属于寒凉之品，而异性蛋白、天花粉等多属于风热邪气。但具体而言，各种因素属于哪种邪气，需要结合患者体质进行分析。如牛奶，对于健康人属于补气养血之品，对于脾胃虚寒者则属于寒湿之品，对于禀赋异常、不能耐受者，饮用牛奶之后则会出现感受风邪、热邪、湿邪等不同的表现。

不内外因：由于房事不节，以致伤守；精血煎熬，导致或瘀或虚，造成进一步的出血现象。本病也可以继发于恶性肿瘤、肝肾疾病、自身免疫性疾病。这些因素可以导致机体阴阳失衡，气血失常，为发病提供了条件，同样属于不内外因。

总的来说，中医认为本病以内因为主，外因是条件。但内因绝不止于九种体质，还有特殊之处。

03 过敏性紫癜的预后如何

本病常呈反复过程，多数数周至数月治愈，但也有持续 1 年以上者。本病通常呈自限性，大多于 1 ~ 2 个月内自行缓解，但少数患者可转为慢性。半数以上患者缓解后于 2 年后出现一次或多次复发。本病的病程长短与急性期的严重程度、重要脏器有否受累、是否反复发作等因素有关。单纯皮肤型和关节型者病程较短，1 ~ 2 周。腹型者病程 3 ~ 5 周，肾型病程最长，最长达 5 年以上。

胃肠型紫癜常因肠壁出血致局部蠕动亢进或麻痹而发生肠套叠，或因肠出血导致肠穿孔。约 1/10 的病例可无皮疹表现，故临床上有时误诊为阑尾炎、肠套叠而施行手术。

关节损害往往可在几周内消退不遗留畸形。

有无肾病变直接影响本病的预后，一般说来紫癜性肾病预后多数是好的。但超过2年者治愈可能性小。约10%的病例发生无尿、水肿、高血压等进行性肾功能衰竭。这种倾向随年龄增大而增加，故成年人有肾脏损害者预后较差。

紫癜皮损的范围与内脏受累的程度往往不一致。除肠穿孔、急性肾功能不全、脑出血外，95%以上的患者预后良好。病死率很低，一般低于5%。皮肤型、关节型预后均良好，腹型若无肠套叠、肠梗阻等并发症者预后较好。肾脏有病变者大多数经治疗后可以恢复，儿童伴有肉眼血尿者远期预后好。小部分人会发展为进行性肾小球疾病和肾衰竭，所以对血尿的患者仔细追踪观察是必要的。肾脏有严重病变或中枢神经系统有并发症者预后严重，格林巴利综合征和单发性神经炎并不常见，但却为少数过敏性紫癜患者的严重并发症。但经积极治疗大多数可恢复。预后差及死亡的患者大多为慢性紫癜肾的患者。

痤疮

01 ▶ 痤疮的病因病机是什么

本病发生涉及先天、后天两方面的因素。

一是先天禀赋特殊，由父母所授的体质、皮肤性质决定，先天素体的肾阴不足，肾之阴阳平衡失调，一旦到了青春期，肾气开始充盈，女子天癸至，男子相火旺，循经上蒸头面而致病发，此种情况较难控制。二是多因肺胃蕴热、熏蒸肌肤或过食辛辣油腻之品，以致体内生湿生热；或肺热下移大肠，结于肠内，不能下达，反而上逆，阻于肌肤而致；或忧思伤脾，水湿内停成痰，郁久化热，湿热痰邪凝滞肌肤而致；或情志内伤，肝失疏泄，冲任失调而致；或天癸相火太旺而致本病反复不愈。先天禀赋、父母体质的遗传尤为重要。每个人都会经历青春期，但发生本病的只是其中的一部分人，由此可见，先天体质、禀赋在发病中，乃至病情轻重程度上占主要位置。

总之，素体血热偏盛，是痤疮发病的根本；饮食不节、外邪侵袭是致病的条件；血瘀痰结使病情复杂严重。

血热偏盛：青年人或个别中年人素体阳热偏盛，营血日渐偏热，血热外壅，体表络脉充盈，气血郁滞，因而发病。

肺胃积热：手太阴肺经起于中焦而上行过胸，足阳明胃经起于颜面而下行过胸，故肺胃积热，则循经上熏，血随热行，上壅于胸、面，故胸、面生粟疹且色红。偏嗜辛辣之品，助阳化热，或多食鱼腥油腻肥甘之品，或酗酒，使中焦运化不周，均可化生火热，使肺胃积热上壅，诱发或加重本病。

外感风热：感受风热之邪可诱发或加重病情。

气血凝塞：尘埃或粉脂附着肌腠，使玄府不通，气血凝塞；

或冷水洗面，气血遇寒凉而郁塞，以致粟疹累累。

血瘀痰结：疾病旷日持久不愈，使气血郁滞，经脉失畅，或肺胃积热，久蕴不解，化湿生痰，痰血瘀结，可致粟疹日渐扩大，或局部出现结节，累累相连。

现代医学认为痤疮是毛囊皮脂腺的慢性炎症，是一种多因素疾病，到目前为止，其发病机制尚未完全清楚。多数认为主要与雄激素、皮脂腺和毛囊内微生物密切相关。青春发育期雄激素分泌增加，使皮脂腺合成和排泄皮脂增多，并使毛囊漏斗部角化增殖，造成毛孔堵塞，致使皮脂淤积形成脂栓，即粉刺。毛囊内存在的痤疮丙酸杆菌等分解皮脂，产生的游离脂肪酸刺激局部产生炎症，使毛囊壁损伤、破裂，皮脂腺内容物移入真皮，引起炎症性丘疹或脓疱、结节、囊肿等。

导致痤疮发生的诱因主要有：①遗传因素；②饮食：过多地摄入糖类、油脂类以及辛辣刺激的食物可改变面脂成分并使皮脂的分泌显著增加；③胃肠功能紊乱：如便秘等；④神经、精神因素：如紧张、焦虑、睡眠不佳等；⑤某些药物：如碘化物、溴化物、卤化物、糖皮质激素、苯妥英钠、异烟肼等也可产生或加剧痤疮；⑥化妆品：如粉饼、油脂类护肤乳膏等可产生痤疮（闭合性痤疮）；⑦体内微量元素（如锌）缺乏；⑧湿热环境。

我科赵炳南、张志礼、陈彤云教授关于痤疮有何论述

赵炳南教授认为本病多因饮食不节，过食肥甘厚味，致肺胃湿热，复感风邪而发病。

张志礼教授除遵循古代医家的经验外，还根据自己多年临床经验总结，加以发扬、创新，认为冲任失调也是痤疮的致病因素之一。将痤疮分型增加了冲任不调和阴虚火旺，湿热黏滞两型，前者使用自拟金香菊方治疗，主要药物有：益母草、香附、黄芩、栀子、熟军各10克，金银花、野菊花、桑白皮、地骨皮、生地、丹皮各15克。后者采用滋阴泻火的名方知柏地黄丸为主方加减治疗。赵炳南教授指出痤疮的诊断须具备丘疹、粉刺或结节；中医辨证与肺胃蕴热或湿热有关，方多以栀子金花汤为主或用桃红二陈汤加减。

陈彤云教授则将痤疮分为：①肺胃热盛证：以枇杷清肺饮加减治疗，常用桑白皮、炙杷叶、黄芩、黄连、栀子、双花、连翘等；②脾湿内蕴证：以健脾除湿汤加减治疗，多用生薏苡仁、生扁豆、茯苓、白术、芡实、萆薢、枳壳、黄柏等；③痰湿聚结证：以内消瘰疬丸加减治疗，多用活血软坚散结药物，如当归、海藻、玄参、贝母、夏枯草、大黄等。

03 ▶ 痤疮患者的预防调护注意事项是什么

除药物治疗外，加强对患者的健康教育和生活指导是非常重要的。要树立积极、正确的治疗态度，及早治疗才能预后良好。首先要注意生活、饮食、起居的规律。工作注意劳逸结合，避免长期精神紧张。保证每天8小时的睡眠，放松面部肌肉和给予皮肤自我修复的时间。

其次在饮食上要忌食辛辣、油腻、油炸、高糖分食物。也就是少吃油脂性或油炸食物及高糖分高热量类、辛辣刺激性食物、少喝可乐、浓茶、咖啡和含酒精的饮料，多食青菜、水果，多饮水，保持排便通畅。

还要注意面部的清洁。常用温水和硼酸皂或硫黄皂洗患处和面部油脂分泌多的部位。根据面部出油脂的多少，一日洗2～3次。同时不可用手挤捏痤疮，对非炎症性、闭合性的痤疮可以使用痤疮针压出。

夏季气温高，空气湿度大，患者需要注意面部的避光，汗出过多时要及时擦拭，以免高温、汗液对皮损造成刺激。

除上述预防、调护方面的问题，病情轻者仅需在面部清洁、饮食结构的调控以及生活规律上加以注意。病情较重的患者，如Ⅲ级、Ⅳ级痤疮患者则需要接受正规医院的专科治疗，在治疗上不要擅自使用外用药物，尤其是皮质激素等药物。治疗期间，不要用油性化妆品及含有粉质的化妆品，如粉底霜等，以免堵塞毛孔加重病情。面部护肤品选择油少水多的水包油型的霜膏，有助于本病的康复。另外要注意情志对本病的影响，因为痤疮患者多为年轻人，处于青春期，情绪不稳定、烦躁易怒会加重病情，并使治疗疗程延长。

04 ▶ 痤疮患者如何进行食疗

本着中医"药食同源"之理，本病亦可以通过膳食来辅助治疗。

凉拌三苋：鲜苋菜 100 克，鲜冬苋菜 100 克，鲜马齿苋 100 克，调料适量，将三物分别用开水焯至八成熟，捞出后浸入冷水中 5 ~ 10 分钟，取出控去水，切段，入调料后拌匀即可。适用于青年患者，颜面皮脂分泌旺盛，皮疹色红，新发皮损较多时的辅助治疗。

桃仁山楂粥：桃仁 9 克，山楂 9 克，贝母 9 克，荷叶半张，粳米 60 克，先把前四味药煎成汤液，去渣后入粳米煮粥。每日 1 剂，日服 3 次，共服 30 天。适用于痰湿聚结证患者，皮损多数为结节、囊肿。其中山楂、荷叶更有去脂、利水之减肥功效。

黑豆坤草粥：黑豆 150 克，坤草 30 克，桃仁 10 克，苏木 15 克，粳米 250 克，红糖适量。将坤草、苏木、桃仁用水煎煮 30 分钟，滤出药汁，再将黑豆加药汁和水煮至八成熟，下粳米煮粥，粥烂加糖即可食用。早晚各服用 1 小碗。适用于冲任不调证的女性患者的辅助治疗。其中坤草、桃仁、红糖有调经之功效。

酒渣鼻

01 ▶ 酒渣鼻的病因病机是什么

本病病因未明，一般认为是在皮脂溢出的基础上出现。各种内外刺激因素包括进食酒类、辣椒、浓茶、咖啡，精神紧张、情绪激动，冷热刺激，胃肠功能紊乱，内分泌失调，病灶感染等均可引起患者面部血管运动神经功能失调，逐渐导致毛细血管长期扩张。本病具有家族遗传倾向。

本病总因热毒蕴积于上而发。多因肺经、脾胃经风热湿热所致。或过食辛辣炙煿、油腻酒酿；或素体热盛的体质因素；或外邪引动，风、寒、湿、热袭于肌腠，迫扰脉络；或触冒风寒凝滞于肌肤，血瘀凝结而发为本病。

内因主要包括胃肠功能障碍（如便秘等）、病灶感染（如扁桃体发炎等）、内分泌失调、情志激动、嗜酒、喜辛辣刺激性食物，部分女性可因口服避孕药、妊娠及月经等诱发此病。

外因包括冷热刺激、日光、外用皮质激素等。另外，毛孔内毛囊虫的寄生、蠕形螨感染可能是其诱发因素。亦并非唯一因素。近年来研究发现，幽门螺杆菌和与本病的发生有一定关系，酒渣鼻患者中幽门螺杆菌的感染率达 88%，且患者多数有不同程度的胃炎及十二指肠异常改变。

02 我科赵炳南、张志礼、陈彤云教授关于酒渣鼻有何论述

赵炳南教授认为本病多因肺胃积热，复感风热之邪，血瘀凝结而致。并将本病分为红斑期、毛细血管扩张期、肥大期三期，红斑期治以清宣肺热、凉血活血为法，局部配合外用颠倒散；毛细血管扩张期则以清热凉血、活血化瘀为法，重用凉血药物；后期肥大期则以活血化瘀，通络散结为主，方用大黄䗪虫丸加减。

张志礼教授根据自己多年经验，结合西医前沿研究总结其发病与内分泌紊乱、消化功能障碍有关，常与毛囊虫感染有关，故外用治疗中常使用肤螨灵霜、甲硝唑霜等抑制螨虫；认为其发病以毛细血管扩张、毛囊口扩张、皮损于面部呈五点分布为特点；而辨证上则以血热血瘀为主，方用枇杷清肺饮、凉血五花汤加减。

陈彤云教授在本病的治疗上更重视中西医结合，除按皮损、

症状、舌脉辨证论治外，采纳近代西医先进的研究成果，注意并发症的问题，多让患者完善消化系统的相关化验检查，对合并有幽门螺杆菌感染的患者，多加用抗生素、抑酸或铋剂以增强疗效；而在中医辨证论治方面更加注重活血化瘀药的使用。

03 ▶ 酒渣鼻患者的预防调护是什么

　　注意生活、饮食、起居要规律。保持稳定情绪。忌食辛辣食物。不饮酒和咖啡，少饮浓茶。少食甜食及油腻煎炸食品。进食富含 B 族维生素及维生素 E 类的蔬菜、水果等。蔬菜选择菠菜、绿豆芽、芹菜、苦瓜、冬瓜、藕、黄瓜、番茄、油菜、空心菜、笋、丝瓜等；水果如梨、西瓜、香蕉、桃、橙、苹果、草莓等；以及瘦肉、鲜鱼、牛奶、豆制品。调理脾胃，保持排便通畅。温水洗脸，以非刺激性皂类清洗为宜。避免过冷过热的刺激，避免长时间日光照射。注意治疗其他系统慢性疾病（如高血压、胃肠及胆囊疾病等）。

脂溢性皮炎

 脂溢性皮炎的病因病机是什么

　　本病总因风、湿、热互结而发。多因内蕴湿热，外感风邪，湿热上蒸所致；或因湿热耗伤阴血，血虚风燥肌肤失养而成。既有先天禀赋的异常，又有后天饮食失节、情志内伤所致。禀赋不耐，素体内热，郁而生湿，复感外风，风、湿、热蕴阻肌肤，熏蒸于外而发。或后天饮食失节，嗜食肥甘炙煿、膏粱厚味，致脾失健运，湿热内生或脾为湿困，湿热内蕴，兼感风邪，郁于肌肤，湿热上蒸，头面皮疹、白屑纷纷，发黄红斑、丘疹且见厚腻屑痂（油性脂溢）；或情志内伤，思虑无度，起居无常，日久生郁，脾气不足，耗伤阴血，血虚风燥，风燥热邪蕴阻肌肤，肌肤失养，皮肤干燥、粗糙，毛发干燥、细软、无华、脱落（干性脂溢）。

　　本病西医病因及发病机制虽然有多种学说，但是尚不十分明确。可能与皮脂溢出增多、微生物（真菌、细菌）感染、遗传因素、神经精神障碍、内分泌失调、代谢异常、药物的作用、饮食习惯等有关。也有认为本病可能由于性激素平衡失调，雌激素增多，致使皮脂腺分泌增多，在此基础上发生皮肤炎症改变。也有认为本病与卵圆形糠秕马拉色菌、棒状杆菌等分解皮脂产生较多游离脂肪酸，刺激皮肤产生炎症有关。此外，精神紧张可促使皮脂增加和出汗增多，使病情加重。

02 ▶ 脂溢性皮炎有什么特点

本病诊断需从发病部位、发病年龄、典型皮损表现、自觉症状等方面入手。

发病部位：本病多侵犯皮脂腺分布较多、较密集的部位，如头面、鼻唇沟、耳后、腋窝、上胸部、肩胛部、脐窝及腹股沟、会阴等处。

发病年龄：本病多发生在成年人，也可以发生于婴儿。在人群中有两个发病高峰：一是出生后数月的婴儿期；二是40～70岁的成人期。

典型皮损表现：表现为毛囊周围红色小丘疹，随病情发展，丘疹互相融合成大小不等的黄红色斑、斑片或斑丘疹，境界清楚，表面覆油腻性鳞屑，严重时可有渗液，重者可发展成红皮症；或干性红斑上有灰白色糠秕样鳞屑。且因发病部位、年龄不同表现各异。

自觉症状：表现为不同程度的瘙痒。以头皮和外耳道部瘙痒较为剧烈，且症状在温暖的季节缓解，在寒冷的冬季加重，一般不伴有全身症状。多有精神易兴奋、皮脂分泌异常或有偏食习惯。

病程及预后转归：头皮损害可引起头发细软、稀疏脱落；面部皮损常与痤疮、酒渣鼻并发。婴儿期脂溢性皮炎的病程多迁延数周至数月，婴儿无并发特应性皮炎或细菌、真菌感染者，多于 4 周内痊愈，预后通常较好。成年期脂溢性皮炎可以持续数年至数十年。

白癜风

01 ▶ 白癜风的病因病机是什么

本病病因较为复杂，内因为七情内伤，五志不遂，气机逆乱，气血不和或久病失养，损精伤血，伤及肝肾，以致精血不能化生，皮毛失其所养而发病。外有风邪乘虚而侵，或者跌仆损伤，皆可导致气血失和，瘀血阻络，肌肤失之濡煦或滋养，酿成皮肤色素脱失而现白斑。六淫外袭，六淫中的风、热、寒、湿之邪侵袭于肌表，使肺气不宣，进而影响卫气的周流，闭塞毛窍而成。七情内伤，凡七情内伤、五志不遂均可使气机紊乱，气血失和，失其濡煦，复遭风邪外袭，阻滞经脉，形成白斑。诚如《诸病源候论》所说："此亦是风邪搏于皮肤，血气不和所生也。"瘀血阻滞，凡跌仆损伤，积而为瘀，怒伤肝而致气滞血瘀，经脉阻滞则新血不生，或久病失治，以致血瘀皮里膜外，肤失濡养而成。肝肾不足，影响脏腑的功能，如肾阳不足，导致脾阳不足，脾失健运；肾阴不足，必致心火偏亢，火水失济，气血不和；或者久病失养，气血失和，导致荣卫无畅达之机，皮毛腠理失其营养而致病。

02 ▶ 白癜风患者如何调护

（1）皮肤护理

注意皮肤护理，避免滥用外用药物，防止皮肤损伤，尤其颜面部更需慎用刺激性药物。

（2）饮食宜忌

注意调整饮食结构，合理搭配，营养全面。疾病进展期忌食辛辣刺激性食物，少吃富含维生素C类的蔬果。稳定期可进行正常饮食。处于生长发育期的儿童及青少年一般不必限制饮食，以免影响生长发育。可进食黑米、黑豆、黑木耳、黑芝麻等黑色食品。

（3）防晒

部分患者日晒后皮损进展加速或皮损周围色素沉着明显，可嘱其注意避免直接暴露于日光下。夏季尤其要注意防晒。

（4）药物使用禁忌

补骨脂作为治疗白癜风的经典药物使用已久，但近年有吸光诱发白内障的报道，所以要注意避免长期、大面积使用。

此外要注意保持心情舒畅，劳逸结合。积极配合治疗，愈后巩固治疗一段时期有助于防止复发。

太田痣

01 ▶ 什么是太田痣

太田痣是一种波及巩膜及同侧三叉神经分布区的蓝褐色斑状损害，以颜面一侧或双侧上下眼睑、颧部及颞部皮肤的褐色、青灰、蓝、黑、紫色的色素性斑片，巩膜呈蓝色，结膜褐色等为临床特征。

太田痣可以分为轻型太田痣、中型太田痣、重型太田痣和双侧型太田痣。

轻型太田痣：包括轻眼眶型：淡褐色斑，仅限于上下眼睑；还包括轻颧骨型：淡褐色斑，仅限于颧骨部。

中型太田痣：为深蓝色至紫褐色，分布于眼睑、颧骨及鼻根部。

重型太田痣：为深蓝色至褐色，分布于三叉神经的第一、二支配区。

双侧型太田痣：约占本病的 5%。

02 ▸ 如何治疗太田痣

本病的传统治疗方法多为手术、冷冻、CO_2 激光照射治疗，目前常采用激光治疗的方法。

03 ▸ 太田痣的诊断要点有哪些

好发部位：好发于三叉神经第一、第二支支配区域，即上下眼睑、颧部和颞部，偶然发生于颜面两侧。

发病年龄：1~20 岁或以上。

皮损特点：淡青色、灰蓝色、褐青色至蓝黑色或褐黄色的斑片或斑点，斑片中央色深，边缘渐变淡，偶尔色素斑的某些区域可隆起甚至发生粟粒到绿豆大小的小结节。斑点呈群集状分布，疏密不一，或中央为斑片，边缘为斑点。巩膜呈蓝色，结膜褐色。病灶边界不清。皮损的颜色因日晒、劳累、月经期、妊娠而加重。有的患者在青春期太田痣的皮损颜色可变深、扩大。

自觉症状：不明显。

病程：多持续存在。

咖啡斑

01 ▸ 什么是咖啡斑

咖啡斑又称咖啡牛奶斑，是出生时即可发现的淡棕色斑片，色泽自淡棕至深棕色不等，大小不一，圆形、卵圆形或形状不规则，但每一片的颜色相同且十分均匀，深浅不受日晒的影响，大小自数毫米至数十厘米不等，边界清晰，表面皮肤质地完全正常。此斑可持续至儿童期，并可随年龄增长而增多。本病为遗传性皮肤病，多见于躯干部，不会自行消退。可为多系统疾病的一种标志，如神经纤维瘤病、奥尔布赖特综合征、Waston 综合征、多发性黑子综合征及共济失调毛细血管扩张症等。多数学者认为，青春期前儿童出现 6 个以上的咖啡牛奶斑，且直径大于 5mm，是 Ⅰ 型神经纤维瘤病的重要线索，应加以重视。

根据患者的发病年龄，边缘清楚的圆形、卵圆形或形状不规则的棕色斑片即可诊断。

02 如何治疗咖啡斑

本病可应用激光、强脉冲光治疗，但应注意对皮肤的刺激和治疗后的皮肤护理。

老年性白斑

01 什么是老年性白斑

老年性白斑又称老年性白点病，常被误认为白癜风。本病以点状白斑或白点，中央稍凹陷，周边色素正常，无鳞屑为特点；胸背和四肢近端多发；多发生于 50 岁以上老年人，男多于女；皮损表现为米粒至绿豆大小的白斑或白点，大多为圆形、椭圆形或不规则形状，中央稍凹陷，周边色素正常，无鳞屑；自觉症状不明显；多持续存在，不能自愈。

02 老年性白斑和白癜风有什么不同

老年性白斑和白癜风是两种不同的皮肤病变，它们在发病原因、临床表现和治疗方法上都有显著的区别。

发病原因不同：老年性白斑是一种自然生理现象，随年龄增长发病率越高，常见于中老年人。而白癜风则是一种自身免疫性疾病，可能与遗传、环境、内分泌、免疫等多种因素有关。

临床表现不同：老年性白斑主要表现为躯干、四肢散在分布的圆形白色斑疹，大小多为 2～5mm，境界清楚，部分白斑表面可能稍有凹陷，无任何自觉症状。白癜风则表现为全身任何部位可能出现的不规则白斑，边界清楚，局部毛发可能变白，白斑可能随病情进展而扩大成大片。在伍德氏灯下，老年性白斑呈浅蓝白色，亮度不高，白斑处皮肤可见稍向下凹陷，边缘无色素增多。白癜风在伍德氏灯下则呈明显的亮白色或蓝白色荧光，白斑周围色素增多。

治疗方法不同：老年性白斑不需要治疗，它是一种皮肤老化的自然现象，对健康无碍。白癜风则需要早期治疗，病情发展时可能影响患者的心理状态，治疗方法包括口服药物、光疗、中医中药、手术等。

雀斑

01 什么是雀斑

雀斑为发生在日晒部位皮肤上的黄褐色色素斑点，为常染色体显性遗传。本病始发于学龄前儿童，随年龄的增长而数目增多，至青春期达顶峰，少数至青春期发病，女多于男，多伴有家族病史。皮肤白皙的女子易于罹患。

02 雀斑的诊断要点是什么

好发人群：多见于女性。夏季或日晒后颜色加深，数目增多，冬季色淡，数目减少。

好发部位：好发于颜面部，尤以鼻梁部及眼眶下为多。重者可累及颈肩部、背上部及手背等部位。

发病年龄：5～6岁开始发病，青春期达到高峰。

皮疹特点：皮疹为黄褐色或暗褐色圆形或椭圆形斑点，针尖至绿豆大小，数目多少不定，散在或密集，分布对称，互不融合。

病程进展：无自觉症状，慢性进展，持续多年。

03 中医如何治疗雀斑

本病中医辨证一般分为肾水不足和火郁孙络两种证型。

肾水不足证：多有家族史，自幼发病，皮损色泽淡黑，枯暗无华，以鼻为中心，对称分布于鼻、额、面，无自觉症状。舌脉如常。治法：滋阴补肾。方药：六味地黄丸酌加枣仁、当归、麦冬等。

火郁孙络证：患者以青年女性为主，皮损呈针尖、粟粒大小黄褐色或咖啡色斑点，以颜面、前臂、手背等暴露部位为多，夏季或日晒后加剧，无自觉症状。舌脉如常。治法：祛风散火，凉血活血。方用犀角升麻汤加减。

中成药可选择六味地黄丸、滋补肝肾丸、益母草膏及加味逍遥丸等。

本病中医外治：现代一般皮损不多时，用五妙水仙膏点治；或用麦冬、白及、白芷、白蒺藜、牵牛子等份研末，加水调匀外敷面部，每晚1次，每次30分钟；白茯苓适量研细末，白蜜调膏外搽，每日1次；桃花消斑方：桃花、冬瓜仁各等份，研细末，蜜调成糊状，每晚搽患处，晨起洗去。

本病可选用针刺治疗，体针可取阴陵泉、足三里、绝骨、风池、血海、肾俞等穴位；耳针可取内分泌、面颊、交感、肾上腺、肺、肾等区域。

色素沉着 – 息肉综合征

01 ▶ 什么是色素沉着 – 息肉综合征

色素沉着 – 息肉综合征亦称 Peutz-Jeghers 综合征（PJS）或

黑斑－息肉综合征或口周黑子病，是以特定部位的皮肤和黏膜色素沉着、胃肠道多发性息肉，以及有遗传倾向为特征的一种少见疾病。多数患者有家族史，为常染色体显性遗传。本病可自幼发病，与日晒无关，多在唇部尤以下唇和口腔黏膜有褐黑色斑点，也可发生在面部、手足部，可伴有肠道息肉，可引起痉挛、腹痛、腹泻，伴发溃疡可有出血。少数患者可发生癌变，还可伴有斑秃、甲营养不良、杵状指、鼻息肉等。本病皮肤表现一般不需要治疗。明确诊断还需要结合息肉病理、家族史，以及必要时的基因检测结果。部分患者根据症状可对息肉采取外科手术切除等治疗。

02 ▶ 色素沉着－息肉综合征要与什么疾病鉴别

　　唇部若出现黑斑，除需要排除色素沉着－息肉综合征，还需要考虑排除劳吉尔综合征，劳吉尔综合征又称为劳吉尔－亨齐克尔综合征。本病皮损好发于唇、颊黏膜、硬腭或指／趾甲，一般无自觉症状。皮损多为圆形、卵圆形或不规则形的色素沉着斑，可单发、群集或融合成片。多于 30～50 岁发病。部分患者还伴有甲的色素沉着。本病的诊断为排除性诊断，需要排除其他可能引起色素沉着的疾病，如色素沉着－息肉综合征、雀斑样痣、生理性色素沉着等疾病后方可诊断。本病无系统性症状、无胃肠道息肉等情况，不影响健康。若自觉影响外观，可以考虑尝试冷冻或者激光治疗。

黄褐斑

01 黄褐斑的病因病机是什么

　　黄褐斑是一种常见的获得性色素沉着性皮肤病，好发于面部，表现为面积大小不等的黄褐色或淡黑色斑片平摊于皮肤上，抚之不碍手。中医称为"肝斑""鼾黑斑"或"蝴蝶斑"。多见于孕妇或经血不调的妇女，男子及未婚女子亦可罹患，部分患者可伴有其他慢性病。

　　中医对本病病因病机的认识目前比较一致，即在脏与肝、肾、脾有关，在气血与气滞血瘀有关。认为脏腑功能失调、经脉阻滞、气血不足或气滞血瘀，均可反映到人体的面部，本病的发生与人体脏腑、气血、冲任失调有关，与肝、脾、肾三脏功能失调关系最为密切。在肝多因情志失调，忧思抑郁，肝失条达，郁久化热，灼伤阴血致使颜面气血失和而发病。在脾多因饮食不节，劳倦过度，嗜肥甘厚味，劳伤脾土，使脾失健运，水湿内停上泛，气血不能荣于颜面而见色如尘垢，萎暗不华；或偏嗜五味，使中土转输失职，不能制水，水气上泛，气血不能濡煦，则变生褐斑。在肾或因先天肾气不足，肾水不能上承，以致肌肤失养，酿成褐斑；或因房劳过度，伤及阴精，则水亏不能制火，虚火上炎，以致肌肤失养，酿成褐斑；或因肾阴不足，肾之本色泛于颜面而发病。在气血多由于忧思抑郁，血弱不华，火燥结滞而生于面上，妇女多有之；或因肝郁气滞，暴怒伤肝，思虑伤脾，惊恐等情志失节致使气机紊乱，气血运行不畅，逆悖不能上荣于面，则生褐斑。

现代研究认为本病的发生与内分泌有关，由于体内性激素分泌紊乱，黄体酮和雌性激素增加时促进局部色素沉着，或由于脑垂体分泌较多黑色素刺激引发。另外，患者血液流变学研究的报告指出，其全血黏度、血浆黏度、血沉、红细胞压积、红细胞电泳、纤维蛋白原测定均明显高于正常人，紫外线过敏、自然衰老或由一些长期慢性病引起体内代谢失衡造成"垃圾"沉积亦是造成本病的原因。

02 我科名老中医关于黄褐斑有何论述

赵炳南老先生认为本病多因肾气不足，肾水不能上承；或因肝郁气结，肝失调达，郁久化热，灼伤阴血致颜面气血失和而发病。

张志礼教授在本病的治疗中更加强调治肾，认为水在体内的升清降浊靠肾阳温煦、蒸化和推动，故曰肾主水；黑色主肾病，肾水上泛或水衰火盛，皆可致颜面黧黑，认为色素性皮肤病均与肾脏功能盛衰密切相关，不只肾阴不足且肾阳亦不足，故治疗多从肾入手，常可获效。

陈彤云教授对治疗黄褐斑有很好的临床经验。她认为本病与肝、脾、肾三脏，尤与肝脏关系密切，三脏的功能失常，均会导致气血悖逆，气血瘀滞，颜面失于荣养。因此无论病由何因，病在何脏，其最终的病理变化是气血的瘀滞，面失荣养，因此在治疗上无论所辨何证，所用何法，所处何方，均离不开活血化瘀，养血荣面。临床最常使用的基本方药是桃红四物汤，以熟地、白芍、丹参、川芎养血荣面，桃仁、红花活血化瘀以消斑。同时注重滋补肝肾，认为肝肾同源。肝藏血，主疏泄条达，若肝郁不舒，或血不养肝，则气血郁结；肾为先天之本，精、血、津之源，若肾阴不足，则虚火上炎；若肾阳不能温煦，则气血凝滞。临床常用枸杞、山药、女贞子、菟丝子、山萸肉或二仙汤、鹿角霜、桂枝、细辛等温阳化斑。

03 黄褐斑的诊断要点是什么

黄褐斑是一种面部皮肤出现局限性淡褐色的色素沉着皮肤病。以皮损对称分布、形状大小不定、无自觉症状为临床特征。各种年龄皆可发病，多见于中青年女性。临床表现为面部出现面积大小不等的斑片，小的如钱币大小，或蝴蝶状，大的如地图布满颜面。颜色呈黄褐色或淡黑色，平摊于皮肤上，摸之不碍手。多对称分布于颧、颊、额、鼻、口周、眼眶周围，界限明显，压之不褪色，表面光滑，无鳞屑，无痒痛感。

04 ▶ 黄褐斑如何治疗

本病辨证不外乎肝、脾、肾三脏的虚实以及气滞血瘀两方面。肾藏精，精生血，脾统血，肝藏血，肾、脾、肝三脏的功能失调必然导致气血运行的障碍，从而出现气滞血瘀的发生。中医五色归五脏的脏象理论中，脾主黄，肾主黑，肝主青，因此皮损颜色黄褐，比较浅淡的多病在脾；斑色发青的多责之于肝；斑色较深、呈黑褐色的多病在肾。

本病临床常分为以下三型。

气滞血瘀证：常见颜面出现黄褐色斑片，斑色发青，尤以面颊、目周为著，界限清楚。或急躁易怒，胸胁胀痛；或女子月经不调、经前斑色加深、乳房作胀、烦躁易怒；或伴有胸胁痞胀、纳谷不香。舌苔薄白，脉弦滑。舌质暗，苔薄白，脉沉细。常用血府逐瘀汤加减，或桃红四物汤合逍遥散加减。

肝郁脾虚证：面部淡黄褐色斑片，以颧部、前额、口周明显。伴纳呆倦怠，或急躁易怒，或便溏，白带量多，舌红或淡红，或体胖有齿痕、苔白，脉弦或濡。常用逍遥散合参苓白术丸加减。

肝肾阴虚证：常见斑色黯黑，伴腰膝酸软，倦怠无力，身体羸瘦；或头晕耳鸣，五心烦热；或伴形寒肢冷，夜尿频清；或五更泄泻。舌红苔少，脉沉细。常用滋补肝肾丸加减，或六味地黄丸合逍遥散加减。

05 ▶ 黄褐斑患者如何调护

本病最重要的是避免日光暴晒。要尽量少晒太阳，外出或夏日阳光照射强时要戴宽边遮阳帽或撑遮阳伞，或搽防晒剂加以保护。要保持精神舒畅，避免忧思、恼怒、长期压抑、忧虑等不良情绪刺激，保持心情愉快，保证足够的睡眠。慎用口服避孕药物，因为此类药物可诱发黄褐斑的发生。积极治疗炎性皮肤病，避免因皮肤炎性反应引起炎症后色素沉着；积极治疗内分泌系统疾患，如肢端肥大症、肾上腺性征综合征、甲亢等可继发地引起皮肤色素沉着的疾病；积极治疗慢性病，如结核病、肝病、胃肠疾病、慢性酒精中毒等。忌滥用化妆品及刺激性药物。选择优质的化妆品，避免重金属物质，如金、银、汞、砷、铋等对皮肤的损害；面部切忌涂卤素激素类的外用药。黄褐斑患者要加强营养，多食蔬菜和水果以补充维生素C，忌食辛辣刺激食物，少食油腻食物。

鲍温病

01 ▶ 什么是鲍温病

鲍温（Bowen）病是一种较少见的皮肤原位癌，又称表皮内鳞癌，一般认为于暴露部位发病者多与日光暴晒有关；于非暴露部位发病者多有反复接触或摄入砷剂史。

本病在暴露和非暴露部位皮肤均可发生，但多见于躯干。口腔、女阴、肛周等处亦可累及。皮损常单发，少数多发，初为小片红斑，渐扩大呈圆形、多环形或不规则形稍隆起暗红色斑片，表面可有鳞屑，边界清楚。一般无自觉症状。病程缓慢，自数年至数十年不等。20% ~ 30% 可侵入真皮内，即形成鳞状上皮细胞癌。组织病理特点：棘层肥厚，表皮突延长增宽，整个表皮细胞排列完全紊乱，许多棘细胞呈高度不典型性，即核的大小、形态和染色深浅不匀，可见角化不良细胞，基底层细胞完整。本病应早期诊断，早期行手术切除、CO_2 激光去除或放射治疗。

02 ▶ 鲍温病要与什么疾病进行鉴别

鲍温病可与乳房外湿疹样癌、浅表型基底细胞癌和浅表扩展性黑色素瘤进行鉴别。

（1）乳房外湿疹样癌

通过完善乳房外湿疹样癌患者的皮肤病理活检，组织病理见表皮内 Paget 细胞，其中含有 PAS 阳性且耐淀粉酶的物质。无角化不良细胞。基底细胞往往被 Paget 细胞压扁。

（2）浅表型基底细胞癌

浅表型基底细胞癌的肿物边缘隆起，有细丝样珍珠色边缘围绕。组织病理见表皮底部基底样细胞呈芽状或不规则增生至真皮乳头层，肿瘤组织周围细胞层常呈栅状排列。

（3）浅表扩展性黑色素瘤

浅表扩展性黑色素瘤的组织病理可见表皮棘层肥厚，整个表皮杂乱，散布着大而圆的黑色素细胞，单个或成巢位于表皮下部，大多数黑色素细胞的核呈不典型性，染色深，胞质丰富，并含黑色素。

基底细胞癌

01 什么是基底细胞癌

本病病因不明。是一种来源于表皮及其附件，特别是毛囊外根鞘的低度恶性皮肤肿瘤，少数基底细胞癌可转移。

本病多因喜怒忧思过度，导致肝脾两伤，复遭风、湿、热邪侵袭人体，以致气郁痰浊交凝，结滞肌肤腠理，湿热相互裹结，日久化毒，毒蚀肌肤、浸淫不休而致病。

02 ▶ 基底细胞癌有什么特点

本病多见于中年以后，好发于颜面、头皮等暴露部位，通常单发，偶有多发，临床分为以下四型。

结节溃疡型：初为蜡样小结节，缓慢扩大，溃疡周围绕以珍珠样边缘。

色素型：表现同结节溃疡型，但有明显褐色素沉着。

硬斑病样或纤维化型：呈淡黄色扁平斑片，表面光滑、发亮、边缘不清楚。

浅表型：为红斑鳞屑型，略有浸润斑片，缓慢扩大，表面可见结痂，部分损害有细线样珍珠边缘。

本病病程较长，对中老年面部有珍珠样边缘的黑色皮损，尤其伴有顽固溃疡的患者，应考虑有基底细胞癌的可能，需及时行病理检查以确诊，早期手术切除以免转移。约50%基底细胞癌最后转移至胃部淋巴结，而肺、骨骼亦是常见转移部位。

03 基底细胞癌患者的调护注意事项是什么

本病调护方面要注意：平时要讲究卫生，凡年过 50 岁的人，在面部发现珍珠样的斑块或结节，略有隆起，稍有痛痒时，应早期诊断，尽快采取中西医结合的方法治疗，手术、放疗后，可持续服用中药，以巩固疗效，补益正气；定期复查，以防转移或旧病复发；避免外伤，避免长时间在烈日下暴晒，否则容易诱发本病。本病虽为恶性肿瘤，但生长缓慢，极少转移，且手术和放射治疗效果满意，故一般预后较好。

鳞状细胞癌

01 什么是鳞状细胞癌

鳞状细胞癌是发生于表皮角质形成细胞或附属器角质形成细胞的一种恶性肿瘤，发病率位居皮肤癌的第二位。本病多因脾失健运，湿痰内生，与风毒相搏，而致气血凝结，阻隔经络而发病；或因肝郁气滞，七情不调，郁久化火，耗伤阴血，阴虚血燥，肌肤失养而致病。常发生于紫外线损伤的皮肤或光化性角化病、慢性溃疡、银屑病、盘状红斑狼疮皮损处。好发于头、颈部，其次为上肢、下肢、躯干。皮损为中央出现溃疡的皮肤结节，边缘宽、硬而隆起，基底有痂覆盖，呈红色，溃疡面高低不平，易出血，有时损害表面有明显增生如乳头状或菜花状。

凡是慢性溃疡长期不愈或发生质地较硬之结节、斑块、肿物，边缘隆起，增长迅速，易出血、疼痛，应提高警惕，行组织病理检查可确诊。

02 ▶ 鳞状细胞癌患者的调护要点有哪些

本病宜静心调养，切忌忧愁恼怒；戒除辛辣饮食及酒、烟；保持疮面清洁，不可随意触破。本病若及早发现，尽快采取西医方法治疗，如手术、放疗等。手术、放疗后，可持续服用中药，以巩固疗效，补益正气。定期复查，以防转移或旧病复发，加强饮食调养，多吃鲜嫩多汁的蔬菜水果，忌食无鳞鱼类、螃蟹。本病如果分化良好，早期手术治疗预后较好，分化不好或已出现转移，则预后不佳。

恶性黑素瘤

什么是恶性黑素瘤

恶性黑素瘤为一种黑素细胞的恶性肿瘤，恶性程度高，且易发生血行及淋巴转移，预后不良。发病可能与种族、遗传、创伤、病毒、日光、免疫等因素有关。

根据肿瘤的浸润深度常分为原位恶性黑素瘤和恶性黑素瘤，前者指瘤组织只限于表皮内，尚未突破基底膜，而后者则已侵入真皮及皮下脂肪层。皮损多发生于皮肤，也见于黏膜，还可发生于眼脉络膜和软脑膜处。高峰发病年龄为 40 ~ 69 岁。

（1）原位恶性黑素瘤

分为恶性雀斑样痣、浅表扩散性原位恶性黑素瘤、肢端原位黑素瘤三个主要类型。

恶性雀斑样痣：多发生于老年人的皮肤暴露处，初起为一块境界不清的黑褐色斑，皮损缓慢增大，色素不均一，约 1/3 的皮损在 10 年以后才发生浸润性生长。

浅表扩散性原位恶性黑素瘤：主要见于中年人非暴露部位。肿瘤初起为不规则斑或斑块，直径多在 2.5cm 以下，黄褐色或黑褐色，色调不均，常在 1 ~ 2 年内出现浸润，表现为结节、溃疡。

肢端原位黑素瘤：以黄色人种和黑色人种为多，也是我国恶性黑素瘤的好发类型。皮损以足部最为多见，手掌及甲床次之。早期为褐色或黑色斑，境界清楚，不规则，可在短期内发生侵袭性生长。

（2）恶性黑素瘤

分为恶性雀斑样黑素瘤、浅表扩散性恶性黑素瘤、结节性恶性黑素瘤三个主要类型。

恶性雀斑样黑素瘤：由恶性雀斑样痣发展而来。在原有皮损之上出现蓝黑色结节，生长缓慢。晚期可出现局部淋巴结转移。

浅表扩散性恶性黑素瘤：又称类湿疹样癌恶性黑素瘤。由帕哲样原位黑素瘤发展而来。局部出现结节、溃疡等。

结节性恶性黑素瘤：好发于足底、外阴、头颈、下肢，为隆起结节，一般为黑色、蓝黑色、褐色、黄褐色或黄白色，表面光滑，息肉样，蕈样，直径 0.2 ~ 12cm 或更大，迅速增大并发生溃疡，很早转移至肝、肺和脑。

02 ▶ 恶性黑素瘤如何治疗

本病恶性程度高，预后与肿瘤深度相关，Ⅰ ~ Ⅴ级预后依次下降。确诊本病时多数患者已经发生转移。早期诊断与早期治疗非常重要，也是影响预后的关键。治疗方法多，但疗效不理想。

（1）外科手术切除

是早期肿瘤的最佳治疗方案。切除范围根据肿瘤的类型和部位而定，应包括肿瘤周围 0.5cm 以上的正常皮肤，深度包括皮下组织甚至筋膜。对肢端恶性黑色瘤Ⅰ～Ⅲ级可局部切除，Ⅳ～Ⅴ级应施行截肢手术。一般认为截肢前如已转移，即使用化疗也难免死亡；如截肢前未转移，不行化疗亦不致死亡。

（2）化疗

适合于已经发生转移的患者，以联合化疗为主，可采用卡莫司汀、长春新碱、咪唑甲酰胺。但是远期疗效不理想。

（3）免疫疗法

远期疗效不肯定，如全身应用干扰素、注射卡介苗等。

（4）放射治疗

可以减轻转移肿瘤造成的压迫症状与体征。

（5）综合治疗

以外科切除为基础，结合放射、化疗、免疫治疗等方法，可以有效地提高治疗效果，延长生命。

瘢痕疙瘩

01 ▶ 什么是瘢痕疙瘩

瘢痕疙瘩是继发于皮肤外伤或自发形成的，过度生长的病理性瘢痕组织，其特点包括病变范围超过原皮肤损伤范围、持续生长、外观表现为高出皮肤表面，质韧和充血的结节状、条索状或片状肿块样组织，因常呈蟹足样浸润，中医称本病为"蟹足肿"。

瘢痕疙瘩不仅会影响患者的外形美观及生理功能，还会产生瘙痒、疼痛等不适症状，甚至还会导致患者出现焦虑和抑郁等心理障碍，严重影响患者的身心健康。瘢痕疙瘩的发病原因尚不明确，其与遗传和人种有明显的关系，也受体内外环境等多种后天因素影响，我国是瘢痕疙瘩的高发国家。

本病是一种临床治疗极其困难的难愈性疾病，具有治疗抵抗和治疗后高复发的特征。目前尚没有一种治疗方法成为治疗本病的"金标准"，近些年来西医治疗方面认为"手术完整切除＋术后预防复发综合治疗"是瘢痕疙瘩的一线治疗方法和预防术后复发的突破点之一。

02 中医如何认识瘢痕疙瘩

中医综合治疗对于本病有较为长足的优势。中医认为本病的主要病因为饮食失节、情志所伤，或素体湿毒或湿热内蕴，复受金刀、火毒所伤余毒未净，外邪侵入肌肤，居而不出，而致湿浊不散、气滞血瘀，经络阻塞，日久而成，其核心病机为"气滞血瘀，痰瘀络阻"。遵照《黄帝内经·素问·至真要大论》"坚者软之，坚者削之，客者除之"的原则，临床治疗以活血化瘀为中心，辅以软坚散结、清热解毒和理气止痛等方法，根据临床表现辨证分为热毒瘀阻证、气滞血瘀证、气虚血瘀证三个证型，治以清热解毒、活血化瘀，用消肿散结之解毒清热汤，理气活血、软坚散结之活血逐瘀汤和益气养血、活血化瘀之补阳还五汤合软皮丸。

03 瘢痕疙瘩如何治疗

因为中药内服是从根本上纠正患者发病的基础，所以理论上所有类型的瘢痕疙瘩都适合应用中药内服治疗，但内治法的疗程比较长，需要长期服药，对于局限性发病且皮损没有进一步新发危险的患者，并不推荐一定要内服治疗。治疗瘢痕疙瘩的中医外用疗法具有简、便、效、廉的优势，自古以来受到医家的重视。

中医外治瘢痕疙瘩，主要包括软膏疗法、硬膏疗法、针灸疗法、中药油疗法和中药外洗疗法5种疗法，具体如下。

软膏疗法：软膏疗法的代表是黑布药膏，它是近代中医外科名医赵炳南治疗瘢痕疙瘩的经典外用方剂，其药物组成为黑醋、五倍子、蜈蚣、蜂蜜、冰片等，具有活血化瘀、软坚散结的功效，药物经皮吸收后药力可直达病所，具有药专力宏、简便易行、发挥药效快的优点，还可避免口服药物产生的某些毒副作用，经过不同年代和单位的临床观察均发现疗效很好，是保守性治疗的第一选择。

硬膏疗法：其代表是拔膏疗法，也是赵炳南教授的特色疗法，具体是先将中药制作成硬膏（拔膏棍），然后将中药硬膏温热后外贴治疗某些皮肤病，临床观察发现用于治疗瘢痕疙瘩也有明显疗效。

针灸疗法：包括火针及刺络拔罐法、毫针疗法和火针疗法。瘢痕疙瘩因局部气滞血瘀、经络痹阻、湿热瘀血互结而成，刺络拔罐疗法可以直接作用于瘢痕组织，调整气血运行，并可将体内的风、寒、湿、瘀血及火热等各种邪气从皮毛排出，从而达到治疗的目的。针法能够疏通局部的气血，活血化瘀。火针炽热的针体刺入瘢痕组织，使瘢痕被烧灼至炭化，过度增生的胶原蛋白变性坏死，这些坏死的组织作为一种刺激物，引起周围白细胞及巨噬细胞侵入，将坏死物质吸收，周围健康组织细胞再生予以修复，重新恢复原有组织结构。

中药油疗法：是根据中药的性能结合中成药的制作工艺而

成的一种药物油剂，涂抹于全身或局部，发挥一定疗效的疗法。化坚油是赵炳南教授治疗增生性瘢痕、瘢痕疙瘩的经验药方，具有活血化瘀、通络软坚的功效，用时微加温，直接涂于皮损表明，或者涂于皮损经针刺或火针治疗后的表面。

中药外洗疗法：是按照中医辨证施治的原则，采用温热法使具有不同疗效的中药透过皮肤、穴位等直接进入经络、血脉，分布全身，从而达到治疗的目的。

04 ▶ 瘢痕疙瘩患者的调护要点有哪些

正确的日常调理与护理，对于瘢痕疙瘩的病情缓解和预防复发非常重要，常见的调护内容包括以下 6 个方面。

节饮食。忌食辛辣刺激性、油炸油腻性的食物，以免湿热内生。

调情志。养成良好的生活习惯，保证充足睡眠，保持精神和情绪的稳定，安神定志，避免情绪波动导致气血不畅。

爱惜身体。尽量避免擦伤、烧伤、烫伤等各种意外伤，并尽量避免手术切开治疗。如果出现瘢痕则避免瘙抓、烫洗等各种不良刺激，以防止瘢痕进一步扩大。

注意防晒。尤其是瘢痕愈合阶段不应暴露于日光下，以防光毒侵犯肌肤。

及时规范治疗。瘢痕处若有刺痛感，或出现破溃、感染等情况，应及时规范治疗，不可自行随便处理，局部慎用具有明显刺激、腐蚀性的药物，以免加重皮损。

适当的局部按摩。可以促进气血运行，缓解局部瘢痕僵硬、紧张、瘙痒等症状，但按摩手法宜深，不要过度表面摩擦，以损伤表皮。

第四部分

皮肤科常用外治疗法介绍

特色治法篇

01 皮肤病中医外治的特点和优势有哪些

（1）外治对一些皮肤病的治标作用优于内治

对已经在体表形成的皮损及局部自觉症状，恰当的外治不但起着不可取代的重要作用，而且优于内治。因为内治药物需经血液循环分布到全身，其在皮损部位形成的药物浓度，常较药物局部外用在皮损部位形成的药物浓度为低，因此其疗效反而不如外用药。而外治施于局部组织的药物浓度显著高于其血液浓度，故在病变处发挥作用充分，而且是直接作用，所以对解除局部症状（如缓解瘙痒及消退局部皮损等）比内治药奏效迅捷。这虽然是"治标"，但这种"急则治标"对患者是大有好处的，如治疗急性湿疹时，除了内服药，适当地用外用药液进行湿敷对消退潮红水肿、糜烂渗出的皮损是十分重要的。

（2）可能减少药物的不良反应

药物的不良反应对人体的损害已经越来越受到人们的重视，因此如何尽量减少药物的不良反应是治疗中必须特别考虑的问题。从药物在皮肤局部的浓度来讲，外治施于局部组织的药物浓度显著高于内治。如果只用内治，为使药物在皮肤局部达到与外治同样足够的浓度，内用药剂量将增大，这就会加重全身性不良反应的产生，因为内服药需要经过胃肠道吸收，剂量增大就可能增加对胃肠道的刺激；多数药物吸收后需要经过肝脏代谢，剂量增大就可能加重对肝脏的损伤；肾脏是药物排泄的主要途径，剂量增大也可能加重肾脏的损伤。而外治时药物直接作用于局部，除药物的化学作用之外又兼有某些物理作用，故其所需药量远远小于内用药的剂量，其在患处形成较高的药物浓度，而血中药物浓度则甚微，这就会大大减少药物的不良反应；有些外治药物虽然也能通过透皮吸收进入血液，但因为其是直接进入大循环，这就很大程度上避免了药物对胃肠道与肝脏等的不良反应。从对患者的安全性来讲，治疗皮肤病时只要病情允许，能够单用外治的就不用内治，能够加用外治的就不单用内治的看法是值得提倡的。

（3）天然药物，自然疗法

大部分中药以自然界的动、植物为来源，这些动、植物在维持其生命的全过程中，体内一系列新陈代谢及复杂的化学变化必然有许多化学物质在分布着，因此每一种中药即使是矿物药也都同样含有复杂的成分和具有复杂的作用。皮肤病中医外治的特点正是利用这些天然药物与自然疗法，更接近于人体复杂的实际情况，因而更适合治疗与调节复杂的人体疾病。

（4）对某些皮肤病可以治本

既往存在着一种片面的看法，即只有内治才治本，外治不治本，因此外治可有可无。实际上，许多皮肤病单用外治法即可以治本。主要包括外界致病因素直接作用于皮肤所引起的皮肤病：①某些细菌接触传染，如脓疱疮；②某些病毒接触传染，如寻常疣；③某些真菌接触传染，如体癣；④某些动物侵犯皮肤，如疥疮；⑤某些植物（如漆树）侵犯皮肤引起的皮炎；⑥压迫或摩擦引起的病损，如鸡眼；⑦皱襞部摩擦和浸渍引起的病损，如间擦疹；⑧温度过度变化引起的病损，如痱子；⑨光照引起的病损，如光敏性皮炎；⑩接触某些化学性物质引起的皮炎等。以上疾病达数十种。

另外，可通过外治的直接和（或）间接作用而发挥全身的治本作用：①直接作用是指外治药物透过皮肤、孔窍、腧穴等部位直接吸收，进入血络经脉，分布全身，如封药法；②间接作用是指外治对局部产生刺激，借助经络系统、免疫系统、内分泌系统、神经系统等调节而起到扶正祛邪等治本作用，如穴位贴敷疗法。

（5）对某些皮肤病单用外治法即有满意疗效

对某些皮肤病，外治虽然不是以"治本"为主，但是其治标作用即可以收到满意疗效。包括：神经精神障碍性皮肤病，如病程较短或数量较少的神经性皮炎、痒疹；皮肤附属器疾病，如病程较短或数量较少的斑秃；皮肤肿瘤和瘤样病变，如数量较少或面积较小的瘢痕疙瘩。

（6）方法众多，使用灵活

通过古人和今人的不断总结和创新，皮肤病中医外治法不仅种类多种多样，而且还在日益增多，有些疗法已涉及医学的最新前沿。特别是这些用法之间还可以两种或两种以上联合使用，灵活变化，更使皮肤病中医外治所能选择的治疗措施大大增多，而治疗措施越多，就越有利于提高临床疗效。

（7）简便廉效

很多皮肤病中医外治的操作简单，使用方便，价格便宜，疗效可靠，特别是其中一些方法是就地取材，无须专用的器械，易学易用，利于普及推广，深为广大群众所喜用。

此外，对于那些内用吸收不良或内用毒性很大的药物，基本只能用于外治，如红粉、白降丹、水银、官粉、密陀僧等。掌握这些药物的外治知识也是皮肤病中医外治的特点之一。

02 ▶ 皮肤病中医外治技法有哪些

皮肤病外治技法是指将配制成一定剂型的药物施于体表，或使用某些器械作用于体表，或药物与器械联合应用作用于体表的具体操作手法。历代外治专家对外治技法总结出了较多的经验。

但在临床应用方面，与外治方药和外治剂型相比，外治技法并未受到应有的重视。医者在临证外治时，多考虑用何方药、用何剂型，但选何技法则研究较少，向患者解释则更少，结果外用药物时常不能达到最佳疗效。外治技法包括局部技法、腧穴技法、其他技法等。

（1）局部技法

因为皮肤病中医外治主要是针对皮损的，而大部分皮损是发生在皮肤黏膜"局部"的，这就决定了皮损局部用法是皮肤病中医外治中最主要的用法。皮损局部用法分为以药物为主的局部用法和以手法或器械为主的局部用法。

以药物为主的局部用法：是以药物为主，以手法或器械为辅，直接作用于皮损局部的外治用法。由于本法施于局部皮损组织的药物浓度显著高于其血液浓度，故在病变处充分发挥作用，而且是直接作用，所以对解除局部症状（如缓解瘙痒及消退局部皮损等）比全身用药奏效迅捷。以药物为主的局部用法主要包括：洗药法、湿敷法、撒药法、涂药法、戳药法、点药法、滴药法、注药法、薄贴法、敷贴法、热熨法、烘药法、熏药法、按摩法、摩擦法、搓药法、发疱法、腐蚀法、生肌法、护创法、药捻法、封药法、夹药法、黑布药膏疗法、拔膏疗法、白降丹划涂法、蒸发罨包法、倒膜面膜法、邮票贴敷法、填药法、药条插入法、移毒法、围敷法、掺药法、含漱法、口噙法、吹药法、梳法、喷雾疗法、中药烧蚀疗法、湿药巾疗法等。

以手法或器械为主的局部用法：是以手法或器械为主，

直接作用于皮损局部的外治用法。由于本法应用适当的手法或器械直接作用于局部皮损，所以也具有奏效迅捷的优点。以手法或器械为主的局部用法主要包括：拍合法、划痕疗法、滚刺疗法、磨削疗法、引血疗法、结扎疗法、挑出疗法、推疣疗法、钝刮疗法、开刀法、太阳能疗法、烧灼疗法、拔疣疗法等。

（2）腧穴技法

人体的经络纵横网罗成经络系统，此系统贯穿周身上下，脏腑表里，使体内的所有脏器和体表密切结合在一起，构成多种复杂的功能活动，从而使人体形成一个互相协调统一的整体。腧穴技法治疗皮肤病，正是通过刺激体表的腧穴及经络，达到调节脏腑及其经络的平衡、内外上下表里的平衡、激发运行气血的功效，使病变的皮肤恢复正常。腧穴技法主要包括毫针疗法、耳针疗法、火针疗法、梅花针疗法、耳穴贴压疗法、割耳疗法、三棱针疗法、艾灸法、黄蜡灸法、穴位注射疗法、磁穴疗法、穴位敷贴疗法、挑刺疗法、拔罐疗法、敷脐疗法、割治疗法等。

（3）其他技法

包括除去皮损局部技法和腧穴技法之外的传统皮肤病中医外治技法。这些技法主要包括：药浴法、中药蒸气浴疗法、温泉疗法、佩戴疗法、保留灌肠疗法、栓塞疗法、发热疗法、埋藏疗法、鼻嗅疗法、刮痧疗法、药物衣疗法等。

皮肤病中医外治技法的改进及皮肤病中医外治的现代化。中医外治技法的改进可以使外治技法的使用更方便、更省事、更省时、更安全，或使外治药物或器械的储存或运输更安全、更方便等；皮肤病中医外治的现代化则是现代生物物理学、机械制造学等在中医外治技法方面的运用。这些技法主要包括：干药巾疗法、药物皮肤针疗法、电针疗法、激光及激光针疗法、吹氧疗法、冷冻疗法、中药离子透入法、超声药物透入法、光化学中药疗法等。

03 ▶ 如何应用引血疗法

引血又称刺血、刺络。它是根据"血实宜决之"（《黄帝内经·素问·阴阳应象大论》），"宛陈则除之"（《黄帝内经·灵枢·九针十二原》），"其受邪气蓄则肿热，泛射之也"（《难经，第二十八难》）的治疗原则而直接针刺于络脉，并使之出血的一种方法。古人对刺血具有丰富的经验和理论。《黄帝内经》中有30余篇谈及刺血，对于刺血的依据、作用、方法、临床运用、注意事项等多有阐述，并提出了"络刺""赞刺""豹文刺"等具体刺法。传统刺血多限于高热、神昏、中暑、癫狂、头痛目眩、喉痹、急性扭伤、风湿痹痛等阳证、实证、热证、痛证。著名中医皮外科专家赵炳南教授早年行医时，也采用引血疗法治疗流火（丹毒）、红丝疗（急性淋巴管炎）、作筋腿（下肢静脉曲张）、缠腰火丹(带状疱疹)等皮外科时毒瘀血壅盛的实证。在引血手法上，大体属于局部点刺和循经刺血。赵教授晚年则将引血疗法独用于本属阴证、虚证、寒证的锁口疮(慢性下肢溃疡)，是他"呼脓去腐""煨脓长肉""回阳化腐生肌""去瘀生新"等学术思想的体现。

慢性下肢溃疡因发于形似镰刀的胫骨两侧，故又名"臁疮"，在女性又称为"裙边疮""裙风""裤口疮"。赵教授因其顽疮久不收口，如同被锁住而称其为"锁口疮"。并归纳出锁口疮临床的辨证要点：①病程长达数月或数年；②好发于多皮、多筋、多骨、少气、少血的胫骨内外侧；③疮面既不扩大，也不缩小，经久不愈合；④疮面周边可见形似橡皮圈样灰白色厚坚皮，赵教授称为"锁口皮"；⑤疮周乌黑僵硬，瘀斑沉着，肉芽晦暗，脓汁稀少；⑥局部有紧压感，但无明显痛痒。

赵教授对慢性下肢溃疡首辨有无锁口疮和锁口皮的凹凸程度。他认为凹陷者、疮面大，血虚气虚；凸起者，面积小，血虚，气不甚虚。并提出引血疗法的三不用：无锁口皮者不用；疮面塌陷者不用；疮周无紫色瘀斑者不用。

赵教授认为：锁口疮是由于湿热下注，经络阻隔，气血凝滞，脉道不通，日久耗气伤阴，营卫失和，肌肤失于濡养所致。因此，气滞、寒凝、血瘀的存在为溃疡经久不愈的主要障碍。引血疗法刺其局部癖积之留血，可以"通其经脉、调其血气"，激活慢性溃疡的僵化状态，变静为动，变瘀为通，从而达到"经脉流行，营复阴阳"，回阳化腐，生肌长肉固皮的治疗目的，是一种简、便、廉、效的好方法。

引血疗法在应用前要先对疮面周围皮肤常规消毒，用镊子酌情去掉疮口边缘锁口皮。取三棱针（以银制者为佳）沿疮周瘀斑处快速垂直啄刺。刺法由密至疏，由深至浅，针距1～3分，以拔针见血如珠为度。每周引血2次，连用数周，待疮周暗紫色血斑转至红色为止。引血疗法结束后于疮面覆盖红纱条。

04 中药洗浴疗法的基本方式有哪些

淋浴法。将配制好的药液，通过淋浴器连续在患者身体上方喷洒，而水随即排走。

浸浴法。将配制好的药液注入浴盆中，患者除头面外，全身均浸泡在药液中，缓慢浸洗并不时自行翻身。

擦浴法。将配制好的药液注入浴盆中，患者用柔软的用具蘸取药液，自上而下擦洗皮肤。

清洗患处时，动作要轻柔，不可过度搔抓或使用浴巾等用力搓擦皮损，不要强行剥离皮屑，以免刺激皮疹，加重病情。

药浴常用的中药有：侧柏叶、苦参、楮实子、大皂角、透骨草、白鲜皮、地肤子、川椒、丹参、马齿苋、苍耳子、蛇床子、败酱草、蒲公英、龙葵、楮桃叶、龙胆草、土槿皮、百部、葛根、当归、黄柏等，起到清热凉血解毒、养血润肤、活血通络、止痒的作用。

05 如何应用拔膏疗法

拔膏是硬膏的一种，是制成粉笔状的硬膏。因为携带使用方便而为赵教授所喜爱。赵教授常用的拔膏有三种：黑色拔膏棍、脱色拔膏棍、稀释拔膏棍，其中黑色拔膏棍最为常用。它由鲜羊蹄根梗叶（土大黄）、大风子、百部、皂刺各100克，鲜凤仙花、羊踯躅花、透骨草、马前子、苦杏仁、银杏、蜂房、苦参子各50克，山甲、川乌、草乌、全蝎、斑蝥各25克，金头蜈蚣15条。药面类：白及面50克，藤黄面、轻粉各25克，硇砂面10克等按照一般膏药熬法制成。

拔膏有三种使用方式：

热滴法：用胶布保护正常皮肤，将药棍一端热熔后滴于患处，上覆胶布。本法适用于角化浸润明显，且面积小的皮损。

蘸烙法：将药棍一端热熔后对准皮损面，快速烙贴患处，上覆胶布。本法适用于孤立、散在、角化性小面积皮损。

摊贴法：将膏药熔后摊于布片上，热贴患处。本法适用于较大面积皮损。

以上三种治疗方法，一般每3～5天换药一次，10次为一个疗程。

拔膏能杀虫、除湿、止痒、拔毒提脓、通经止痛、破瘀软坚，适用于：①皮肤湿热毒类：带状疱疹（缠腰火丹、蛇串疮）后遗神经痛、多发性毛囊炎（发际疮、蝼蛄串）、结节性痒疹（顽湿聚结）；②皮肤增生性病变类：寻常疣、出血性疣（瘊子、枯筋箭）、鸡眼、胼胝、甲癣（油炸甲）、颜面盘状红斑狼疮（流皮漏）、睑黄疣等；③其他：白癜风（白驳风）、圆形脱发（油风脱发）、硬皮病、黧黑斑、聚合性痤疮（粉刺聚毒）等。

06 如何应用放血疗法

放血疗法应在医院内由专业医生为患者施行。

（1）委中针刺放血疗法

方法：先在委中穴按摩10余次，消毒皮肤，用2～3cm的毫针刺委中穴位，以有强烈的酸、麻、胀、痛感为度。行针10～15分钟，再拔出毫针，用力挤其针眼，以出血1～2滴、皮下青紫为度。

疗程：隔日1次，8～10次为一个疗程，有效可继续治疗至痊愈，无效可停用。

适应证：疖子与慢性疖病（以臀部、下肢的疗效较好）、慢性丹毒（下腿）、臀部毛囊炎等。

（2）划耳疗法

方法：用酒精消毒皮肤，在对耳轮下脚部，用锋利的瓷片（打破的瓷碗、茶杯的碎片），划一个 2 ~ 3mm 长的切口，以出血为度，盖以消毒棉球。对侧也划一相同切口。划耳时，术者用一手的中指顶住耳翼背面，用食指、拇指提起耳尖部，以便划耳，切口深度均匀。

疗程：每周划耳一次，5 ~ 8 次为一个疗程，有效者继续治疗，直至痊愈，无效可停止治疗。

适应证：白癜风（以面部、头部的疗效较好）、斑秃、小儿湿疹、银屑病、顽固性瘙痒症、神经性皮炎等。

07 湿敷的种类及作用是什么

湿敷法，中医又称之为"溻渍"。它是将 6 ~ 8 层的无菌纱布垫用药液浸透，敷于局部，以达到疏通腠理、清热解毒、抑制渗出、收敛止痒、消肿散结等目的的一种外治方法。皮肤科广泛用于急性渗出性皮肤病，如急性湿疹、过敏性皮炎、接触性皮炎等。

湿敷的种类：按湿敷溶液的温度，可分为冷湿敷与热湿敷；按包扎的方式，可分为开放性湿敷与封闭性湿敷；按治疗的时间，可分为持续性湿敷与间歇性湿敷。皮肤科临床常用开放性间歇性冷湿敷。

冷湿敷能使患部的血管收缩，血流迟缓，从而减少渗出。热湿敷能促进患部血液循环，加强新陈代谢，促进炎症渗出物的吸收而减少渗出。同时，冷、热湿敷能使皮肤表层软化、溶解，消除分泌物，还能随所用药物而有收敛及杀菌作用。封闭性湿敷时，垫上的水分蒸发到塑料膜上，凝成水滴后又落在湿敷垫上，形成了封闭内的水分循环，使湿敷垫保持湿润的时间久，湿敷垫上水分蒸发慢，散热少，不易着凉，患者活动较方便，不易打湿衣被。开放性湿敷水分蒸发快，引流及消肿效果更好，适用于炎症较重、渗液较多的皮肤病。

08 ▶ 在家如何进行擦药操作

擦药法是将各种外用药物直接涂于患处的一种外治方法。通过局部用药达到清热祛湿、解毒消肿、止痒镇痛的治疗效果。常用于擦药的剂型有水剂、酊剂、油剂、膏剂等。

擦药前首先应对患者的皮损情况进行评估和处理，患者头部有皮损的应动员其剪短头发；鳞屑较多的患者宜在擦药前温水洗浴，轻轻去除鳞屑；皮损处留有其他药物的宜用棉球蘸植物油将其拭去；当患处结痂较厚时，用植物油或黄连膏、化毒散膏厚涂，待痂皮软化去除后再行擦药。

擦药时将所用的药物及擦药的用具准备好，做到专人专用，避免交叉感染。用具可选用一次性薄膜手套或使用止血钳夹住 5～7 层纱布叠成的 1.5cm 大小的纱布块，蘸取少量药膏涂于皮损处并轻轻揉擦，以利药物的吸收。应避免将药物涂搽到正常皮肤，避免药物涂搽过厚，阻塞毛孔引起疖肿。每日擦药 1～2 次，涂搽水剂、酊剂、油剂时，可使用毛刷、棉签、纱布，注意涂搽药物要均匀。进行操作的同时应指导患者掌握擦药知识。对于顽固性皮损可选用黑豆馏油软膏、水杨酸软膏等擦药后，采用封包疗法，用油纸或保鲜膜敷贴大约 2 小时，以促进药物的吸收。在为皮损面积广泛的患者进行擦药时，应注意控制室温，避免过多暴露患处，谨防着凉。

应遵循适宜、适度、适时、适量的基本原则。要根据皮肤炎症反应情况选用不同外用药涂于皮损处；皮损广泛时，应采取分片分次交替擦药；在更换使用一种新的外用药物时，应先选一处皮损试用，观察 72 小时无不良反应后，再扩大擦药面积；在外用药的浓度选择上，应从低浓度无刺激的药物逐渐至高浓度，为避免某种作用较强的外用药大面积长期使用引起全身不良反应，可采用分区域、交替或间歇停药的方法；另外，在外用药的使用过程中，要密切注意药物的全身及局部反应，发现异常情况，及时停药并采取相应的处理措施。

09 ▶ 什么是疱病清疮贴敷法

疱病清疮贴敷法是对局部皮损进行清洁处理后，再将暴露的疮面用被药液浸湿的单层纱布平整地贴敷于创面上，其所用纱布的大小类似于邮票，贴敷时要求纱布与疮面的面积相吻合。故也将其称为邮票贴敷法。此方法的优势在于单层纱布附着力强、透气性好；纱布上浸有抗菌的药液，具有抗感染的作用；当其贴敷于受损的部位时起到了类似于表皮的作用，能有效地保护疮面、控制感染，从而加速上皮的新生，促进皮损的愈合。疱病清疮贴敷法适用于所有水疱、脓疱、血疱的皮损和局部表皮剥脱的皮损。在换药期间应密切注意皮损的变化，直至皮损处干燥结痂，疱病清疮贴敷即可停止。

10 ▶ 什么是热罨包

热罨包属于封闭式冷热交替湿敷的范围。将浸泡药液的纱垫紧敷在患者患处，外用带孔的塑料薄膜将纱垫严密包住，然后用绷带绑紧。每隔 2～3 小时更换一次。其作用原理为：罨包初敷时，由于热的作用可抑制皮肤末梢神经冲动，故止痒效果良好。热可使局部血管扩张，促进血液循环，改善充血状态，提高白细胞的数量和吞噬功能，促进局部炎性浸润的消散。罨包敷用一定时间后，逐渐变冷，其冷热交替作用，可改善末梢血管的舒缩功能，有助于炎症的减轻与消散。

（1）适应证

急性湿疹或其他急性炎症性皮肤病，渗出显著，痛痒剧烈时；亚急性皮肤炎症，局部血行不畅，且有瘀血情况时；慢性溃疡，有脓性分泌物、肉芽不新鲜者；还可用于有皮下刺激性炎症浸润硬结的患者。

（2）注意事项

药液的温度为50℃左右，不宜过热，避免烫伤患者，老年人及幼儿对热的耐受性差，温度宜偏低。操作时要先用纱垫触及患者皮肤、询问患者是否能够耐受。操作中间更换纱垫时要重新加热，纱垫要紧密贴于皮损处，塑料薄膜要用针扎出多个小孔。操作中注意局部皮肤变化，如出现苍白、红斑、水疱、痒痛或破溃等症状时，应立即停止治疗，并做相应处理。

外治药物篇

 ## 皮肤病中医外治药物分类和作用机制是什么

针对皮损辨证的有消肿退斑药、去坚散结药、蚀肉提脓药、生肌固皮药等；针对六淫辨证的有驱除六淫药（包括外用清热药、除湿药、祛风药、润肤药、逐寒药等）和与之相关的解毒杀虫药、除垢去臭药和安抚保护药等；针对自觉症状辨证的有止痒药和缓痛药等；此外，还有生发护发药、止汗药、开窍透肉药等。

外治药物的作用机制

包括药物对皮肤的局部作用和药物的整体作用。

药物的局部作用包括：①释放：药物从基质中释放出来，分布到皮肤表面；②吸附：经过物理化学的结合或黏附作用，药物结合到皮肤结构（主要是角质层）；③渗透：基本可分为经表皮与经皮肤附属腺体两大部分；④代谢：皮肤对很多化合物有代谢能力。

药物的整体作用包括直接作用和间接作用。

直接作用：外治药物通过吸收，经真皮及皮下组织中的血管、淋巴管而进入体循环，并分布到全身。此时这些外治药物就会发挥整体的药理效应，其治疗作用及其毒副作用与这些药物作为内治药物时的情况基本相同，但应注意由于外治药物是通过真皮及皮下组织中的血管、淋巴管直接进入体循环，因此其对胃肠道和肝脏等的毒副作用比口服给药小。同时也必须想到有些药物可能被吸收进入体循环而发挥整体的药理效应，所以同样也应该密切观察其可能出现的相应的整体治疗作用及毒副作用。

间接作用：指药物对局部发生刺激后，再通过经络系统、神经系统或免疫系统的调节而起到的整体作用。如穴位敷贴疗法、敷脐疗法等。

02 ▶ 糊膏使用技法有哪些

糊膏是在油脂性软膏基质中加入较多量（30%～50%）的不溶性粉剂混合而成的一种泥状多孔性膏剂。功能：保护创面，轻度收敛，散热止痒，软化皮损。

（1）适用范围

亚急性皮肤炎症伴少量渗出，如亚急性湿疹；脓痂性、鳞屑性皮肤病，如脓疱疮；慢性浸润肥厚皮损，如神经性皮炎；慢性窦道、瘘管周围，以窦道口发生湿疹样皮炎。

（2）使用方法

糊膏使用主要有敷贴法、护创法、涂药法等。

（3）糊膏配制

主要用调和法，本法的要点是加入的不溶性粉剂的比例须灵活掌握，一般在夏季，粉剂的比例可略高；而寒冷季节，粉剂的比例应降低。

（4）注意事项

毛发丛生的部位不宜应用，如必须应用，则应剪去毛发；当皮损有少量渗出时，直接涂糊膏于皮损处较困难，此时可先将糊膏涂于纱布上，再敷于皮损。

03 ▶ 水剂使用技法有哪些

水剂是将单味或复方药物溶于水或放在水中煎煮后过滤成的水溶液，又称洗药。功能：清洁除臭，抑制渗出，软化角质，散热止痒。

（1）适用范围

急性炎症性皮肤病，潮红水肿、水疱、糜烂渗出明显时，如急性湿疹等；化脓疮面的涤脓去腐，如足癣感染等；全身瘙痒性皮肤病的洗浴，如皮肤瘙痒症等；浸软慢性角化性皮肤病的角质，如角化过度型手足癣等。

（2）使用方法

水剂的使用主要有以下几种用法：淋洗法、荡洗法、擦洗法、浸洗法、浸泡法、熏洗法、湿敷法、淋浴法、浸浴法、擦浴法、蒸发罨包法、涂药法、含漱法、摩擦法等。

（3）水剂制法

主要有煎熬法、溶解法和稀释法。

煎熬法：煎熬法是将中药加入适量水煎熬后滤过而成。本法的要点是将中药先用水浸泡 1 小时后再煎熬，水面应高出药物，所用水量应根据药物的情况（如同样重量的根、茎、叶和花所用水量不同）而定。

溶解法：溶解法是将药物加入适量水溶解后滤过而成。本法的要点是先用部分水溶解药物，再加水至全量。

稀释法：稀释法是将高浓度的溶液使用前稀释成所需浓度。本法的要点是稀释时可用以下公式计算。

浓溶液浓度 × 浓溶液体积＝稀溶液浓度 × 稀溶液体积。

（4）注意事项

植物性药物配制水剂时，最好使用前煎煮一下，以防变质；大面积使用水剂时，要注意所用药物的浓度，以防吸收中毒；天气寒冷时使用水剂，要注意所用药物的温度，以防感冒；多数情况下，水剂最好为一次性使用，下次治疗应更换新药，以防继发感染。

04 粉剂使用技法有哪些

粉剂是由单味或复方药物制成的混合均匀的干燥极细粉末，又称散剂、药粉或药面。功能是清凉散热，干燥收敛，吸湿去汗，安抚保护。

（1）适用范围

急性炎症性皮肤病早期，仅有潮红、丘疹，基本无渗出；多汗症；用于皱襞部及间擦部以减轻摩擦及浸渍；用作爽身粉（夏天或浴后）或防护粉；涂软膏、药膏、糊膏或药糊后，其上加扑药粉，以利药物吸收及附着；掺于膏药、软膏、纱条及药捻上，或直接掺撒于皮损处，而起消散、提脓或止血等多种不同作用。

（2）使用方法

粉剂的使用主要有撒药法、戳药法、摩擦法、夹药法、吹药法、白降丹法、敷脐法等。

（3）粉剂配制

粉剂配制的主要步骤为粉碎、过筛和混合（复方制剂）。

粉碎：根据药物性质的不同选择干法粉碎和湿法粉碎。干法粉碎是将药物直接研碎，湿法粉碎是在药物中适当加入容易去除的液体（有机溶媒或水）进行粉碎。

过筛：一般应通过100目的过滤筛子。

混合：应按等量递加法进行。混合比重相差大的药粉时，宜将质重的成分加到质轻的成分中。

（4）注意事项

皮损为水疱、脓疱、糜烂渗出时，或为较厚结痂及皲裂时，均不宜外用粉剂；毛发丛生部位忌用；粉粒要求越细越干越好，复方药物必须充分混匀。

05 洗剂使用技法有哪些

洗剂主要是用水和适量不溶性粉剂混合而成，又称震荡剂。功能：清凉止痒，安抚保护，清热收敛。

（1）适用范围

急性炎症性皮肤病初期无渗液者，如急性湿疹以红斑、丘疹为主时；泛发性慢性瘙痒性皮肤病，如痒疹等。主要采用涂药法。

（2）洗剂配制

主要用加液研磨法。

①加液研磨法是分次将药粉加水后研磨，留取混悬液。具体操作是先将药粉置乳钵中加适量水研成糊状，放置数分钟使沉淀，将细腻的混悬液倒入容器内留用，剩余部分再加适量水研成糊状，如此反复操作，直至水量用完而沉淀物皆为细腻的混悬液为止。②洗剂中一般应加适量甘油，以增加粉剂附着；若加适量稀酒精，可加速水分蒸发，增强清凉止痒作用，但注意勿用于急性过敏性皮炎；亦可加入适量助悬剂（如皂土），以提高其混悬均匀度及稳定性，并有助于在皮面形成保护性薄膜。

（3）注意事项

糜烂、渗出、结痂皮损忌用；亚急性皮损、局部血运不良者忌用；溃疡及皲裂皮损忌用；毛发部位忌用。

06 ▸ 油剂使用技法有哪些

油剂是呈油液状的不含固体粉末的外用制剂，又称药油。常用植物油、动物油和矿物油等。功能：润泽皮损，软化痂皮，清除污物，保护疮面。

（1）适用范围

急性或亚急性炎症性皮肤病，或伴有轻度糜烂，如急性或亚急性湿疹；慢性皮肤病皮肤干燥、轻度苔藓化、不甚肥厚，如特应性皮炎；亚急性皮肤病，脱屑明显，如单纯糠疹。

（2）使用方法

油剂的使用主要有涂药法、烘药法、按摩法、注药法、发疱法。

（3）油剂制法

主要有煎熬法和提炼法。

煎熬法：煎熬法是将中药放入植物油中以文火煎熬后过滤去渣而成，蛋类可直接干炸。本法的要点是一般宜先将中药在植物油中浸泡或数日后再煎熬，药物务必全部浸入油中，煎熬时用文火，将药物炸成深黄色为度；蛋类直接干炸时，应先煮熟，并去蛋白。

提炼法：提炼法是将中药经榨取或干馏等制成。

（4）注意事项

本剂型流动性大，故每次蘸取药油不宜过多，以防流至健康皮肤或黏膜处，尤其是在眼、口周围或用有刺激性的药油时。

07 乳剂使用技法有哪些

乳剂是由两种不相溶解的液体（一般为油和水），在乳化剂的作用下，形成的一种细腻乳状膏剂，分为水包油型（油是分散相，水是连续相）和油包水型（水是分散相，油是连续相）。功能：清凉止痒，润滑护肤，促进吸收。

（1）适用范围

急性皮肤炎症，潮红、丘疹、无明显糜烂渗出时，如急性皮炎（红斑丘疹为主）；亚急性皮肤炎症，如脂溢性皮炎；慢性皮肤炎症轻度苔藓化，如神经性皮炎；瘙痒性皮肤病，如皮肤瘙痒症。

（2）使用方法

乳剂的使用主要有涂药法、敷贴法、按摩法、烘药法、敷脐法。

（3）乳剂配制

乳剂配置主要用乳化法，乳化法是在一定温度条件下，把油相物质和水相物质在乳化剂的作用下乳化制成。本法的要点是：油溶性物质（油相）在一起用水浴加热使之熔化，水溶性物质（水相）溶于水，并加热；然后将分散相（即内相）缓缓加入连续相（即外相）中，控制温度，并不断搅拌，至凝即得。

中药乳剂配置的特点：中药可以作为油相的组成之一，即将适当的中药用油炸后，取滤过去渣的药油作为油相的成分；中药也可以作为水相的组成之一，即将适当的中药用水煎后，取滤过去渣的药液作为水相的成分；中药可以先研为药粉，然后用研和法或熔和法与一般的乳剂基质混匀。

（4）注意事项

糜烂、渗出性皮损忌用。储存时久，应防止干燥及霉变。为防止乳剂变质，应加防腐剂，如尼泊金甲酯、尼泊金乙酯、尼泊金丙酯等，中药则可用紫苏油、桂皮油等。

08 ▶ 软膏剂使用技法有哪些

软膏是用油脂类基质与药物混合制成的一种均匀、细腻、半固体的外用制剂。软膏中含有的不溶性固体粉末一般不超过20%。功能：保护疮面，润滑皮肤，清除痂皮，软化角质，促进吸收，恢复上皮。

（1）适用范围

皮肤深层炎症，促使炎症浸润吸收或促其限局化，如硬红斑；皮肤干燥、皲裂，如手足皲裂；分泌物不多的浅溃疡面，如小腿溃疡；结痂厚及鳞屑多的皮损，如银屑病。

（2）使用方法

软膏的使用主要有涂药法、敷贴法、烘药法、按摩法、护创法、生肌法。

（3）软膏配置

配制软膏主要有研和法和熔和法。

研和法：研和法是将药粉分次加入基质中并研匀。本法的要点是先将药粉加入等量基质中研匀，再分次加入剩余的基质，每次均应充分研匀。一般可在软膏板上或乳钵中进行。

熔和法：熔和法是将基质加热熔融，再加入药粉并搅匀至冷却为止。本法的要点是基质应在水浴上加热；药粉宜缓缓加入，同时不断搅拌。

（4）注意事项

急性渗出性炎症性皮肤病忌用；分泌物较多的皮肤病忌用。

09 硬膏剂使用技法有哪些

硬膏是一种黏柔带韧性的固体制剂。中医传统制剂膏药相当于硬膏的一种。膏药是先将生药放入植物油（麻油最好）中炸枯、去渣、炼至滴水成珠，然后加入适量铅丹而成。西医之硬膏是以高级脂肪酸铅盐或橡胶为主要基质，将治疗用的药物直接掺入或先将药物溶于有机溶媒中，再混入而成。功能：保护皮损，软化角质，消散浸润，促进吸收。

（1）适用范围

慢性限局性浸润肥厚性皮肤病，如瘢痕疙瘩；限局性孤立性角化性皮肤病，如胼胝；皮肤皲裂，如手足皲裂、疖肿等；用作敷脐药。

（2）使用方法

硬膏使用主要有薄贴法、拔膏疗法、腐蚀法、敷脐法、护创法、封药法等。

（3）硬膏制法要点

先将耐温的中药放入植物油（麻油最好）中炸成深黄色、去渣，然后炼油至滴水成珠，最后下入适量铅丹而成。挥发性药物或细料药应待温度较低时加入。

（4）注意事项

急性、亚急性皮炎忌用；糜烂、渗出性皮肤病忌用；活动部位慎用；毛发丛生部位慎用。

第五部分

皮肤科针灸腧穴小知识

01 皮肤病与经络的关系是什么

经络是经脉和络脉的总称，是气血运行的道路。经络内属于脏腑，外络于肢节，沟通于脏腑表里上下之间，将人体内而脏腑、外而皮毛联结成为一个有机的整体，并借此行气血、营阴阳，使人体各部的功能活动得以保持协调和相对平衡。

经络系统，由经脉、络脉、经别、经筋和皮部组成。经脉可分为正经和奇经两类。正经有十二条，即手足三阴经和手足三阳经，合称"十二经脉"，是气血运行的主要通道。奇经有八条，即督、任、冲、带、阴跷、阳跷、阴维、阳维，合称"奇经八脉"，有统率、联络和调节十二经脉的作用。十二经别，是从十二经脉别出的经脉，主要是加强十二经脉中相为表里的两经之间的联系，还由于它通达某些正经未循行到的部位，因而能补正经之不足。络脉主要作用是加强阴阳、表里经之间在体表的联系。十二经筋是十二经脉之气结聚于筋肉、关节的体系，其作用主要是约束骨骼，利于关节屈伸活动，以保持人体正常的运动功能。十二经脉及其所属络脉，在体表有一定的分布范围，与之相应，全身的皮肤也就划分为十二个部分，称为十二皮部。

中医认为经络的生理功能主要表现在沟通脏腑表里上下，联系内外，通行气血，濡养脏腑组织，调节脏腑的功能活动等方面。经络与损容性皮肤病的发生有密切关系，如手阳明大肠经，其支络从缺盆，上颈贯颊，入下齿间。髭者，是血气之所生也。若手阳明之经血盛，则髭美而长，血气衰少则不生。

经络失常是皮肤病总的发病机制之一，如冲任二脉失调，不仅会影响女性月经和生育，还会导致皮肤疾病，如月经疹。同时，身体经络的局部虚弱也能成为皮肤病发病的条件，如头皮外伤血肿后，常可导致油风病的发生，所谓"最虚之处，便是容邪之地"。

患处部位所属经络，与皮肤病的发生发展也有着重要的联系。如鹅掌风生于手掌，手心为手少阴心包经所属，该经为多气少血之经，故鹅掌风常难治。

经络也是传导病邪的通路，它具有运行气血、联络人体内外各组织器官的作用，故体表的病邪可由外传里，内传脏腑；脏腑内在病变可由里达表，均是通过经络的传导而形成的。由此可见，经络与皮肤病的发生、变化有着密切的联系。

02 ▸ 皮肤病的发病部位对辨证有何参考意义

按照皮损部位的不同分析皮肤病，有多种方式，如：①按上下分：发于上部多为风火，发于下部多为湿；②按左右分，左属肝，右属肺；③按内外分，多见于手足为病邪发散，多见于躯干为病邪集聚；④按前后分，前面为阴，多有关于营血，后面为阳，多有关于卫气。

但是最主要的部位分辨之法为按经络分析，而以十二皮部为最常用。十二皮部是按十二经脉在体表的分布，将皮肤分为十二部分。如果哪一条经络发生病变，也将会从其分布的皮部反映出来。若某皮部受邪，亦多进入该部之络脉，继而进入经脉，内传脏腑。

观察不同部位皮肤的色泽和形态变化，可以诊断某些脏腑、经络的病变；在皮肤一定的部位采用敷贴、温灸、热熨等疗法，可以治疗内脏的病变。

（1）头面部

头顶正中属督脉，两旁属膀胱，如秃疮系该二经湿热生虫所致。巅顶属肝经，头侧属胆经，如肝热生风所致斑秃。面颊部属胃经，如肺胃风热所致的面部单纯糠疹、脂溢性皮炎；眼睑部属脾经，如脾湿肺热交蒸而生的皮肌炎、汗管瘤；鼻部属肺经，如肺经血热所致的痤疮、酒渣鼻；耳部前后属胆经，如肝胆湿热引起的耳部湿疹、带状疱疹；口舌属心脾，如心脾炽热引起的口疮、舌炎、扁平苔藓；唇部属脾经，如脾热上蒸所致的唇炎、口周皮炎、痤疮。面部若再细分，简单地说有上心中脾下肾左肝右肺的分法，细说则面部每一部位均各自对应着人体一定部位或器官。

有时这些分类方法对辨证有参考作用：如许多女性在月经开始之前就开始长痤疮，往往出现于额部，而初潮之后，多数痤疮就集中于下巴上。这两种情况分别按清心火、泻相火的方法治疗常常有效。

（2）颈项部

颈部正中属任脉；项部正中属督脉。颈项两侧则有肝胆大肠三焦等经脉经过。如淋巴结核即为胆经气郁痰结，神经性皮炎属于肝经郁热。

（3）躯干部

胸胁部属肝胆经，如肝胆湿火蕴结发为带状疱疹；肝胆血热受风所致玫瑰糠疹。乳房属胃经，乳头属肝经，如肝郁气滞所致的乳头部湿疹。腋部属肝、脾经，如脾经湿热所致的狐臭、肝火所致大汗腺炎。腹中部属任脉，左右依次为肾经、胃经、脾经。背部中央属督脉，两旁属膀胱经。痈肿疮毒等感染性皮肤病的治疗常要参考经络循行。

（4）阴部

属肝经，如肝经湿热所致的阴囊湿疹、瘙痒症、股癣、单纯疱疹等。

（5）四肢

臂、肘外侧属肺经，臂、肘内侧属心经；上肢背侧属手三阳经，掌侧属手三阴经；下肢外侧属足三阳经，下肢内侧属足三阴经；手心属心包经，足心属肾经。

在按皮损部位分析病情时最重要的一点是：不要始终认定一

套部位分析体系。如上肢皮损往往泛发，同时跨越数个皮部；又比如痤疮在面部往往上中下左右五点都有，这时就要换一个角度，不再按经脉分布区来分析了，而可以改按内外、远近、上下等部位概念来分析。

03 拔罐法能治疗哪些皮肤病

拔罐法古称角法，俗名拔罐子。这种疗法是以某种杯罐（分竹罐、陶罐、玻璃罐、铁罐和铜罐等，其中以陶罐、玻璃罐和竹罐较为常用）作工具，利用其排出罐内空气，产生负压，使其吸附于身体的一定部位，产生瘀血现象，以调整人体脏腑、经络、气血功能的一种治疗方法。

（1）方法

临床有火力、蒸气、负压和药煎以及针罐结合等方法，皮肤科常用火罐法。火罐法是利用燃烧时火焰的热力，排出空气，形成负压，将罐吸附在皮肤上。常用投火法、闪火法、抽气罐法、架火法、贴棉法、滴酒法等。皮肤科常用闪火法、刺血拔罐法、留针拔罐法、走罐法及闪罐法。

闪火法：是用镊子或止血钳夹住燃烧的酒精棉球，在火罐内壁中段绕一圈后，迅速退出，然后将罐罩在施术部位上的一种方法。

刺血拔罐法：先在一定部位上用三棱针点刺出血，再以闪火法将火罐拔上。

留针拔罐法：在针刺留针时，将罐拔在以针为中心的部位上，5～10分钟，待皮肤红润、充血或瘀血时，将罐起下，针拔出，可起到针罐配合的目的。

走罐法：拔罐时先在所拔部位的皮肤和罐口上，涂液状石蜡等润滑油，再将罐拔住，然后，医者用右手握住罐子，向上、下、左、右需拔部位，往返推动，致所拔部位皮肤红润、充血甚至瘀血时，将罐取下。此法用于面积大，肌肉、脂肪丰厚处，可治酸痛、麻木等症。

闪罐法：将罐拔住后，立即起下，如此反复多次，直至皮肤潮红，充血或瘀血为度。多用于肌肉脂肪较少部位自觉麻木、疼痛或功能减退者。

（2）注意事项

防止烫伤：用闪火法拔罐，棉球不要蘸取过多酒精，以免滴下，并防止罐口沾着酒精起火，烫伤皮肤；留罐时间不宜太久，避免皮肤起疱；若局部瘀血、严重疼痛时，可轻轻按摩以缓解。

防感染，严格消毒：拔罐后，局部瘀血不能用力擦拭，以免擦破皮肤，如局部皮肤有感染、溃疡、损伤时暂不宜治疗；刺血拔罐法在眼区、面颊区，体质虚弱者、贫血、肿瘤患者，出血性疾病患者、孕妇及月经期均不宜采用。

起罐时动作轻柔，先用手指按住皮肤，另一只手使罐子倾斜，形成一空隙，使空气进入，吸力消失，火罐即可脱落，不可硬拔，以免造成皮肤损伤。

（3）适应证

拔罐疗法有行气活血，消肿止痛，温经通络作用。适用于神经性皮炎、带状疱疹、银屑病、冻疮未溃、慢性湿疹等疾患。

神经性皮炎：限局型可于皮损处刺血拔罐，留罐 10 ~ 15 分钟。泛发型可于血海、曲池、风市、肩髃留针拔罐。

带状疱疹：疾病早期水疱明显时，在疱疹周围用闪火法拔罐，罐周围刺，留罐 10 分钟，每日 1 次，10 次为一个疗程。疾病早期水疱不明显或后期神经痛时，可在皮损上用闪火法拔罐，罐周围刺，留罐 10 分钟，或走罐、闪罐。每日 1 次，10 次为一个疗程。此法对带状疱疹后遗神经痛尤为有效。

慢性荨麻疹：神阙穴闪罐，每闪 3 次，留罐 3 分钟。反复 3 次后起罐，同时针刺血海、风池、风市、肩髃等穴。隔日 1 次，10 次为一个疗程。

痤疮：大椎、肺俞、膈俞刺血拔罐，留罐 5 分钟，配合针刺合谷、曲池、迎香、地仓，采用泻法。隔日 1 次，10 次为一个疗程。

耳针疗法能治疗哪些皮肤病？常用穴位有哪些

耳针疗法是指通过针刺耳穴达到防治疾病目的的一种方法。中医认为十二经脉皆上通于耳，全身各脏器皆连系于耳。因此，当人体某一脏腑有异常或病变时，可通过经络反应到耳郭的相应穴位上，这是耳穴诊治疾病的原理。

选准穴位后，严格消毒。针具选用较短、较细的毫针。左手固定耳郭，食指托住耳穴部位的耳背，采用捻转进针法，避免刺穿软骨。留针时间的长短，视病情而定。出针宜缓退，减少出血，出针后宜用消毒干棉球压迫片刻。

耳针有清热、活血、解毒、散结等作用。可用治扁平疣、神经性皮炎、脂溢性皮炎、皮肤瘙痒症、外阴瘙痒症、荨麻疹、湿疹、带状疱疹、痤疮等病。常选用肺、神门、枕、内分泌、肾上腺、脾等穴位。

带状疱疹：相应区强反应点，肺、肾上腺、内分泌、枕。

扁平疣：肺、面颊区、内分泌、肾上腺、枕、大肠。

荨麻疹及丘疹样荨麻疹：神门、肺、枕、内分泌、肾上腺、荨麻疹区、肺平。

神经性皮炎：相应部位、肺、枕、内分泌、肾上腺。

皮肤瘙痒症：神门、肺、枕、内分泌、肾上腺、上中下背、下肢。

斑秃：相应部位、肺、肾、内分泌。

湿疹：肺、枕、内分泌、肾上腺、肝、脾。

痤疮：肺、内分泌、肾上腺、睾丸、面颊区。

多汗症：交感、肺、内分泌、枕、肾上腺、相应部位。

酒渣鼻：外鼻、肺、内分泌、肾上腺。

05 火针疗法能治疗哪些皮肤病

火针疗法有温经通络，行气活血、祛腐透脓，消除疮疡、软坚散结，消除肿块，活血化瘀，消肿止痛，祛除斑点，养颜美容，以热引热，火郁发之、助阳益气，祛除麻木、温通经络，祛风止痒、祛湿排毒，消除疣体的作用。可用治神经性皮炎、瘰疬、鸡眼、疣、痣、痈、疽，多发性毛囊炎、汗管瘤、结节性痒疹、带状疱疹等疾患。

操作时首先消毒皮肤，然后用甲紫药水或碘酒标明病变部位，将特制的火针放在酒精灯上烧灼，待针身烧红后，迅速而准确地刺入和退出，最后用消毒棉球按压针孔。在操作前要加强对患者的心理疏导，针刺操作过程要猛烈，要红、准、快。避开血管和神经，操作后要注意消毒，防止针孔感染。注意防止火灾和烧伤等意外事故。并嘱咐患者忌食腥、膻、辛辣、酒等刺激性食物。一般选用较粗的不锈钢针，如圆利针或 24 号 2 寸长不锈钢针，或弹簧式火针、三头火针等。

其具体刺法有深刺法和浅刺法。深刺法要求动作准确而迅速，防止刺伤血管及神经组织，多用于疣赘、鸡眼、痈疽、瘰疬、疖、多发性毛囊炎等疾患；浅刺法要求将烧红的火针轻轻在表皮上叩刺，用力均匀、稀疏，不可用力过猛或忽轻忽重，多用于治疗雀斑、扁平疣等颜面部疾患。

雀斑：细火针分次点刺，配合针刺曲池、三阴交、肝俞、脾俞、脾俞、膈俞、血海等腧穴。

带状疱疹：选中粗火针点刺疱疹群，重刺头尾，并于其上闪火拔罐，留罐10分钟，起罐后处理局部血疱并外涂甲紫液。

神经性皮炎：中粗火针局部点刺，配合毫针刺肺俞、风市、脾俞、血海等。

皮肤瘙痒症：治疗选细火针，点刺局部阿是穴，配合拔罐，针刺风市、曲池、合谷、血海、三阴交等腧穴。

痤疮：单头细火针，病变局部用酒精棉球消毒，将火针烧至通红发白，迅速点刺脓头部位，快速出针，点刺不宜太深，0.2cm左右，每处点刺1～2下，用消毒棉签挤压针孔周围，以使脓血或粉质样物质尽量排尽。嘱患者，点刺处1天内勿沾水。配合毫针治疗，选择合谷、曲池、大椎、三阴交、内庭、太冲等腧穴。采用泻法，留针20～30分钟后出针。

鸡眼：用中粗火针在酒精灯外焰上烧至红白发亮时，对鸡眼正中快速刺入，深达根底部至针下有落空感为宜，然后快速拔出。若鸡眼较大者，可用火针在病灶周围向根底做多向透刺。治疗后的当天，嘱患者不要清洗足部，保持足部清洁干燥。

06 梅花针疗法能治疗哪些皮肤病？常用穴位有哪些

梅花针，又名七星针、皮肤针等。梅花针疗法是用梅花针浅刺皮肤治疗疾病的方法。

常规部位打刺及重点打刺多用于慢性荨麻疹、湿疹、神经性皮炎、瘙痒症、静止期银屑病、带状疱疹、玫瑰糠疹、慢性毛囊炎、痤疮等。皮损局部打刺多用于白癜风、斑秃、限局性神经性皮炎、慢性湿疹、痒疹等。

操作时首先消毒针具及被刺皮疹区，之后右手握针柄，食指伸直压在针柄上面，以拇指和中指挟持针柄，再以无名指、小指将针柄尾部固定于小鱼际处，运用手腕的弹力，均匀而有节奏地弹刺，其频率为每分钟 90 ~ 120 次。按病情需要，分别选用轻、中、重三种刺激法。根据部位分为常规部位打刺、局部皮损打刺、重点打刺三种。常规部位打刺一般为轻刺手法，由背部第七颈椎开始，沿脊柱旁开 2 指，由上到下的顺序打刺，每针间距离 1cm，直至骶尾部。每日 1 次，8 ~ 10 次为一个疗程。局部皮损打刺多为重手法，每日 1 次。重点打刺为打刺疾病部位，手法宜稍重。

凡皮肤红肿、糜烂及溃疡均不宜打刺；空腹不宜打刺；孕妇胸腰部位不宜打刺。

07 灸法能治疗哪些皮肤病？常用穴位有哪些

灸法是利用某些易燃材料和药物，在体表的患处或穴位上烧灼、熏熨和敷贴，借其温热的刺激，通过经络的作用来调整人体生理功能的平衡，达到治疗和保健目的的一种外治方法。

灸法分艾灸法和非艾灸法两大类。灸法有理气活血，温经散寒，回阳通络之效。适用于皮肤瘙痒症、慢性皮炎、静止期银屑病等疾患。

大凡久病，体质虚弱者艾炷宜小，壮数宜少；初病，体质强壮者艾炷宜大，壮数宜多；肌肉薄的头、面、颈、项、四肢末端宜小壮少灸；肌肉丰厚的腰、背、腹、股、肩宜大壮多灸。妊娠期腰骶、小腹不宜灸。全身发热、醉酒及身心极度衰疲者忌灸。凡遇"晕灸"、水疱应及时处理。严防艾火燃着患者衣物，施灸完毕，注意熄灭艾卷或艾炷，以免发生火灾。

颜面湿疹或皮炎：手三里、足三里、合谷、曲池。

慢性荨麻疹：涌泉、合谷、曲池、尺泽、至阴、大杼。

皮肤瘙痒症：血海、膈俞、曲池。

阴部瘙痒症：会阴、血海、肝俞。

神经性皮炎：艾卷熏灸局部，由边缘向中心移动。

白癜风：中魁。

银屑病：醋调面粉，制成面饼，放于皮损上，用艾炷灸。用于孤立性皮损。

第六部分

皮肤的健康管理

01 皮肤病如何进行四时调护

《黄帝内经·素问·四气调神大论篇》曰："夫四时阴阳者，万物之根本也。所以圣人春夏养阳，秋冬养阴，以从其根。"皮肤病养生亦应顺其四季阴阳。

春季北方风沙大，降雨稀少，同时空气中充满了各种植物的花粉，容易使面部皮肤干燥、过敏而发生面部皮肤病，如脂溢性皮炎、过敏性皮炎。因此在这个季节应注意外出时适当涂用护肤品，应选择内含成分尽量简单的护肤品，避免更换新的护肤品。外出回家要认真洗脸，注意护肤。春季是万物生发的季节，一些原有的皮肤病也应时而动，在此季节加重，如银屑病、白癜风等，因此这个季节应加注意。春季气候变化无常，忽冷忽热，玄府开阖失调，腠理不密，容易感受风热、风寒邪气，而发生麻疹、风疹、荨麻疹等皮肤病。

夏季酷热、潮湿，人体多汗，皮脂分泌旺盛，户外活动增多，是各种感染性皮肤病高发的季节，最常见的如足癣、股癣、疖肿、痤疮、毛囊炎等。应注意勤洗澡，出汗后及时清洗并用干毛巾擦干，避免汗液长期的浸渍。司机等长时间在闷热环境中工作的人，还要定时休息、活动。衣着应通风、透气、吸汗，避免穿紧身、不透气的衣服，以防发生痱子、体癣等皮肤病。贴身内衣应穿全棉、本色制品，不穿化纤、含有色素的内衣，不让合金制品直接接触皮肤，以免由于汗液浸泡后内衣上的化学物质溶解活化刺激皮肤而引起皮肤过敏、接触性皮炎。

夏季紫外线强烈，是日晒伤、多形性日光疹的高发季节，要注意避免进食紫云英、灰菜等光敏性野菜，外出时可使用防紫外线伞保护皮肤，既可防止或减少日晒伤、各种光敏性皮肤病的发生，又可延缓皮肤的衰老。日光可以促使皮肤中黑色素反射性地增加，因此患有黄褐斑等色素病的患者更应避免日晒，外出时要注意防晒，应选用 SPF > 15 的防晒霜。夏季潮热，蚊虫滋生，经常晒衣被可以减少虫咬性皮炎、丘疹性荨麻疹、痒疹的发生。

秋季天气逐渐由暖变冷，气候变化无常，应注意保暖。秋高气爽，白天气温较高而空气较为干燥，所以特别容易出现手足皲裂、干燥脱屑的表现，在老年人尤其明显。所以应注意少接触洗涤剂、清洁剂，在接触上述物品之后立即使用护肤霜，每天应用护肤霜的次数要多于洗手的次数，以免皮肤皲裂症的发生。秋季人体皮脂腺分泌减弱，皮肤干燥，出现微小裂隙，导致瘙痒产生，因而沐浴时不可过度清洗，沐浴后全身要涂润肤霜，以免因皮肤干燥发生皮肤瘙痒症。老年人由于皮肤附属器萎缩退化，皮脂分泌减少，更应注意不可过勤沐浴，一般老年人每周沐浴一次即可。

冬季天气寒冷，气候干燥，除了秋季应注意的事项外，还应注意保暖，以减少冻疮、多形红斑等的发生，减轻网状青斑、手足发绀、雷诺病的症状。秋冬季节大自然的气机内敛内收，活跃的热能积聚于人体内部，因而对于素体血热的皮肤病患者是个考验。此时是银屑病的加重季节，银屑病患者应避免感冒，避免过于劳累、精神紧张，避免进食过多羊肉、狗肉、辣椒等辛热食品，避免进食冬虫夏草、鹿茸等温性补药，以减少该病的复发或加重。

02 ▶ 皮肤病如何进行情志养生

《黄帝内经·素问·阴阳应象大论》曰："人有五脏化五气，以生喜怒悲忧恐。"心"在志为喜"，肝"在志为怒"，脾"在志为思"，肺"在志为忧"，肾"在志为恐"。"喜伤心""怒伤肝""思伤脾""忧伤肺""恐伤肾"。

皮肤病多为心身疾病。不良的精神心理状态直接破坏阴阳气血的平衡，导致脏腑功能失调，引发或加重皮肤病。发现不良的精神心理状态，审视其成因并加以祛除是皮肤病治疗中非常重要的部分。

一些患者的情志问题有具体的诱因，如感情挫折、精神刺激、家庭矛盾、工作压力，这些都不是药物所能解决的问题，如果存在，必须使患者对其有明确的认识，之后权衡得失，决定如何调整自己的生活状态。但对于大多数患者，并没有具体的情感事件或工作压力，而是由于置身于紧张忙碌快节奏的现代生活之中而不自觉地出现了情志精神方面的微小异常，由此潜移默化地加剧了皮肤病的表现或者使皮肤病胶着难去，赵炳南教授将其称为阴阳失调、气血不和。对这类患者可通过培养健康心态达到促进疾病缓解、痊愈的目的。

应该如何通过调整心理来防治皮肤病呢？下面介绍几大原则：

（1）知足常乐

把握好现实与欲望的关系，根据个人情况、现实环境适当调整个人的奋斗目标，不要建立达不到的预期。

（2）常笑舒心，笑口常开

笑为喜之形，喜为心之志，喜则气缓，使人气和志达，精神振奋，五脏百脉调和。

（3）制怒养肝

必须注意矛盾的双方都有各自的道理，矛盾的产生只不过是各自立场的不同。要善于换位思考，学会理解、宽容，在逆境之中，要善于化解。还要学会正确地宣泄自己的愤怒。

（4）以静养神

心身安定，不浮躁。淡泊宁静，排除杂念，去除扰乱心身的根源。最重要的就是晚上 11 点之前按时睡觉，因为午夜是阴阳衔接的关键，如果错过了，就丧失了一次阴阳正常交会的机会。

03 ▶ 皮肤病患者如何进行饮食调养

（1）饥饱适度

饮食以适量为宜。过饥，则摄入不足，营养不良，发生面无光泽、甲营养不良等病。过饱，食物不能消化，内有食滞，易发生丘疹性荨麻疹、婴儿湿疹。患有湿疹、丘疹性荨麻疹的患儿不宜过饱饮食及进食不易消化的食物，如坚果类。特应性皮炎患者应避免进食鱼、虾、牛奶等蛋白质；或者将食物久煮炖烂，使蛋白变性后再食用，以减少食物过敏的发生。食用时应从小量开始，避免一次食用大量的动物蛋白质。

（2）注意卫生

饮食不洁，食入污染的肉类，可以发生皮肤猪囊虫病、旋毛虫病等。要购买检疫合格的肉类，食物要煮熟。

（3）均衡膳食

饮食偏嗜，过食生冷，易伤脾生湿，而生湿疹；过食辛辣，易生胃火，而生痤疮；过食肥甘厚腻，易发生痈疖。由于饮食的偏嗜，还会导致机体缺乏某种维生素，引起营养障碍性皮肤病。注意食物中各种营养的搭配，以避免维生素和各种微量元素的缺乏。

（4）避忌发物

湿疹、银屑病、痤疮患者应避免服用过于刺激性的食物，如酒类、咖啡、浓茶、辛辣、酸等对于皮肤有刺激性的食品。患有多形日光疹等光敏性疾病的患者应减少食入光敏性食物，如绿叶类蔬菜等；白癜风者可多食用黑色食品，如黑芝麻、黑豆等；患有疮痈者忌食羊肉、虾、蟹、辛辣食物；过敏性疾病的患者不宜吃蚕蛹；患痤疮者，少时油腻、甜食。慢性皮肤病患者注意少吃冷饮、生冷、海鲜，以防寒湿伤脾。

04 皮肤病患者如何进行起居养生

人的起居是否有常，生活是否有规律，既受外在生活条件的干扰，又能反映出其内部精神、气血、新陈代谢功能的状况。生活混乱的人必然心神不宁，神不宁则气乱，气血乖违，必然出现一系列的功能异常，因而起居养生对皮肤病有重要的影响。

起居无规律，经常熬夜者易患神经性皮炎。衣着过紧、不透气，容易生间擦疹、股癣。贴身内衣含有染料、化纤物质等易引起皮肤过敏。鞋子不合脚，过硬的鞋子可以引发胼胝、鸡眼。

起居养生的关键是提高认识，在认识到起居对于皮肤病有重要影响的基础上还要注意以下几点：

（1）休息

人的起居应遵守日出而作、日落而息的自然规律，合理安排时间，保持充足的睡眠，不熬夜，在晚上 11 点之前入睡，劳逸结合，避免过于劳累，以使气血通畅。

（2）卫生

经常保持正常皮肤的清洁卫生，对于防治皮肤病的发生有一定的意义。皮肤的皱褶部位，如腋下、肛门附近、会阴、指趾间、女性乳房下、婴幼儿的颈部，最好每天用温水洗涤，尤其是在夏天汗出过多或皮肤污垢过多时更应如此。皮脂过多的部位可用中性肥皂和温水洗涤。头发要定期清洗。指趾甲应经常修剪。

（3）自爱

对于传染性皮肤病应经常保持皮肤、毛发的清洁卫生，适当进行隔离，防止接触感染。洁身自爱，避免婚外性行为，在外旅行时注意不使用公共浴巾、内衣、泳衣，以减少性传播疾病的发生。已经发生皮肤病，应注意避免过度搔抓、热水烫洗、肥皂洗涤等。

05 先天禀赋与皮肤病的发生有何关系

《黄帝内经·灵枢·寿夭刚柔篇》云："人之生也，有刚有柔，有强有弱，有短有长，有阴有阳"，说明人的个体差异是父母的体质遗传给后代所致的，这种遗传的体质就是先天禀赋。由于个体先天禀赋不同，形成个体机体的差异，而这种差异会影响人体正气的强弱，对皮肤病的发生有一定的意义，如鱼鳞病、着色性干皮病等遗传性皮肤病，多与先天禀赋有关。

一些皮肤病发病的主要原因是禀赋不耐，所谓禀赋不耐，是指有些皮肤病因先天禀赋的个体差异，对外界各种因素，如饮食、植物等有不同于常人的反应。如瘾疹（荨麻疹）、四弯风（特应性皮炎）等皮肤病均与先天禀赋不耐有密切关系。《诸病源候论》曰：“漆有毒，人有禀性畏漆，但见漆便中其毒，亦有性自耐者，终日烧煮竟不为害也。”说明由漆引起的漆疮（接触性皮炎），与个体反应的差异有关。又有进食某些蔬菜，如灰菜或海味泥螺，复经日晒而发病可发生植物—日光性皮炎。或因口服、注射、吸入、滴入、灌入等途径给药而发病，西药较之中药要多。凡遇此类疾病，必须详询病史，找出致病原，立即避免接触或立即停药，病情则会缓解或经服药而愈。今后尤应注意，防止再发。

06 ▶ 七情内伤与皮肤病的发生有何关系

七情，是指喜、怒、忧、思、悲、恐、惊七种正常的情志活动，是人体的生理和心理活动对外界环境刺激的不同反应，属人人皆有的情绪体验，一般情况下不会导致或诱发疾病。只有强烈持久的情志刺激，超越了人体的生理和心理适应能力，损伤机体脏腑精气，导致功能失调，或人体正气虚弱，脏腑精气虚衰，使情志刺激的适应调节能力低下，因而导致疾病发生或诱发时，则称之为"七情内伤"。

临床所见，情志为病，多由愤怒伤肝，忧思伤脾，以及五志过极，郁结于内，日积月累，气血经络凝滞而成。很多皮肤病为情志变化诱发或加重，如郁怒不解，影响肝的疏泄功能，导致肝气郁结或肝郁化火则发生蛇串疮（带状疱疹）、牛皮癣（神经性皮炎）等，又如情志失畅，肝气郁滞，心火旺盛，导致热伏于血，血热感毒发于皮肤而至白疕（银屑病）。同时很多皮肤病，如牛皮癣（神经性皮炎）、风瘙痒（皮肤瘙痒症）、白疕（银屑病）以及黄褐斑等皮肤病的病情会受情志变化的影响。因此，必须重视情志因素对皮肤病的影响，在治疗中，还要遵循"七情之伤，虽分五脏，而必归本于心"的原则，方得要领。

07 饮食失宜与皮肤病的发生有何关系

饮者，水也，无形也；食者，物也，有形也。朱丹溪说："饥饿不饮食与饮食太过，虽皆失节，然必明其二者之分：饥饿胃虚，此为不足；饮食停滞，此为有余。"饮食失宜，包括饮食失常、饮食偏嗜或饮食不洁等。饮食失宜，可导致皮肤病的发生、加重或复发（食复）。所以，中医对皮肤病的预防和治疗非常重视饮食宜忌。如暴饮暴食或过食生冷，损伤脾胃，可致湿疮类（湿疹皮炎类）、粉刺（痤疮）、酒渣鼻等皮肤病，这与过食醇酒炙煿、辛辣刺激之品有关；饮食不洁致肠蛔虫可引发瘾疹（荨麻疹）。膏粱厚味、炙煿生热之食，皆能致使脾胃湿热蕴结火毒内炽，外发于肌腠，如疖、痈、中毒性红斑、蔬菜—日光性皮炎等。

在临床上，亦可见到有些皮肤病（如荨麻疹）的发生或加重，并非饮食失宜所致，而是摄入鱼腥之味引起（西医之食物过敏），且可因再次摄入而复发；此外，还有因饮食中缺乏某些营养物质而引起的维生素缺乏性皮肤病。

08 劳逸失度与皮肤病的发生有何关系

劳动与休息的合理调节，是保证人体健康的必要条件。如果劳逸失度，或长时间过于劳累，或过于安逸静养，都不利于健康，可导致脏腑经络及精、气、血、津液神的失常而引起疾病发生。

（1）过度劳累

过度劳累也称劳倦所伤。包括劳力过度、劳神过度和房劳过度三个方面。

劳力过度：又称"形劳"，指较长时间的过度用力，劳伤形体而积劳成疾，或者是病后体虚，勉强劳作而致病。劳力太过而致病，其病变特点主要表现在两个方面：一是过度劳力而耗气，损伤内脏的精气，导致脏气虚少，功能减退；二是过度劳力而致形体损伤，即劳伤筋骨。如劳倦伤脾，导致元气的虚怯，血液循环障碍，加之久立负重则造成经脉怒张而生臁疮，如长途跋涉诱发的鸡眼等。

劳神过度：又称"心劳"，指长期用脑过度，思虑劳神而积劳成疾。由于心藏神，脾主思，血是神志活动的重要物质基础，故用神过度，长思久虑，则易耗伤心血，损伤脾气，气血不足，导致肌肤毛发失养，出现神经性皮炎、脱发等。

房劳过度：又称"肾劳"，指房事太过，或手淫恶习，或妇女早孕多育等，耗伤肾精、肾气而致病。妇女早孕多育，损伤冲任，致使肝肾阴津亏损，表现为口干目涩、关节酸痛、皮肤干燥等的干燥综合征。此外，房劳过度也是早衰的重要原因，可导致脱发、白发。

（2）过度安逸

过度安逸包括体力过剩和脑力过逸等。人体每天需要适当的活动，气血才能流畅，阳气才得以振奋。若较长时间少动安闲，或者卧床过久，或者长期用脑过少等，可使人体脏腑经络及精气血神的失调而导致气机不畅，脾胃等脏腑的功能活动呆滞不振，进一步影响血液运行和津液代谢，形成气滞血瘀、水湿痰饮内生等病变；过度安逸，阳气失于振奋，以致脏腑组织功能减退，体质虚弱，正气不足，抵抗力下降，进而导致很多皮肤病的发生。

脏腑功能失调与皮肤病的发生有何关系

　　人体是一个完整统一的有机体，皮肤病虽然绝大多数发于体表，但与脏腑有着一定的联系。脏腑功能失调是皮肤病的重要病理机制，如肝肾不足，可见指甲肥厚干燥变脆；肝虚血燥，筋气失荣，则生疣目；肾经不充，发失其养，则毛发干枯易脱；肾虚，本色上泛，则面生黧黑斑；心肝火盛或肝胆湿热可发生急性泛发性的皮肤病；脾虚湿滞，肝肾阴虚多发生慢性顽固性皮肤病；寒湿困脾，肺气不宣，痰湿凝滞可发生结节性皮肤病；肾虚或肝郁气滞可发生色素性皮肤病；肺胃蕴热，可发生痤疮、酒渣鼻等颜面部红斑类疾患。脾湿不运，湿热下注，可见下肢的皮肤病；脾不统血，可见过敏性紫癜等出血性皮肤病。

　　在生理状态下，皮肤和各脏腑互相配合。在病理状态下，皮肤和脏腑又相互影响，脏腑失调能引起皮肤的病理变化；皮肤的病理变化，反过来也能引起脏腑失调，甚至导致脏器的损害。如大疱性表皮松解型药疹，可见火毒内盛，内攻脏腑的证候。

　　脏腑失调还可引起气血失常、痰湿内生，形成一些皮肤病理变化。瘀血、痰饮均是脏腑功能失调的产物，在一定的条件下，又能作用于某些器官导致新的病理变化，产生继发病证。